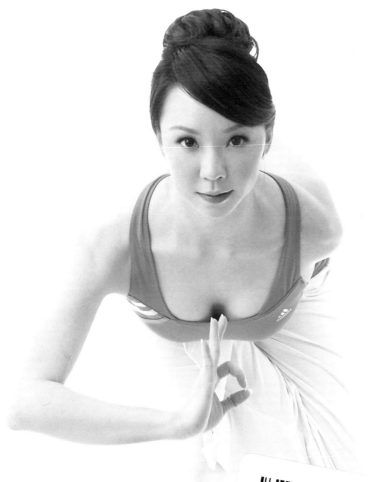

唐幼馨
7天美容燃脂塑形瑜伽

唐幼馨◎著

山西出版传媒集团
山西科学技术出版社

图书在版编目(CIP)数据

唐幼馨7天美容燃脂塑形瑜伽/唐幼馨著. 一太原：
山西科学技术出版社，2013.7

ISBN 978-7-5377-4449-2

Ⅰ. ①唐… Ⅱ. ①唐… Ⅲ. ①瑜伽－基本知识
Ⅳ. ① R247.4

中国版本图书馆 CIP 数据核字（2013）第 093523 号

唐幼馨7天美容燃脂塑形瑜伽

作 者	唐幼馨			

出版策划	张金柱	**责任编辑**	张东黎
助理编辑	王 蓉	**文图编辑**	冷寒风
美术编辑	王秋成		

出 版　山西出版传媒集团·山西科学技术出版社
　　　　（太原市建设南路21号　邮编：030012）

发 行　山西出版传媒集团·山西科学技术出版社
　　　　（电话：0351－4922121）

印 刷　北京艺堂印刷有限公司　印刷

开 本　710毫米×1000毫米　1/16　印张：13
字 数　300千字
版 次　2013年7月第1版
印 次　2013年7月第1次印刷

书 号　ISBN 978-7-5377-4449-2
定 价　39.90元

如发现印、装质量问题，影响阅读，请与发行部联系调换。

你与美丽只有一步距离

哈佛大学附属医院发表过一份报告，指出孩子出生时长相越好看，母亲就会越喜欢他。看到这篇研究，让从小被父母教育不要以貌取人的我产生了现实的冲击。

但谁不喜爱美好的事物、窈窕美丽的身材呢？即使不为别人，自己看了也有自信，教学十几年来，瑜伽教导了我许多古老的哲学精神，让我深深地被宇宙万物的本质感动，当我全心沉潜在这浩瀚的感动之中，来参加瑜伽课的同学往往告诉我："老师，我想减肥……"

是的，我也不想看到镜子里面那个老态龙钟或肥肉横生的自己，因此，不仅为了健康，更为了美丽和自信，我们应该好好地对自己的身材负责。这本书，我以7天为主题，运用许多瑜伽的体位法，有如瑜伽中的体育课一般，先说明动作的好处、方法及如何安全地练习，再细讲动作的每一个环节，希望读者能从肢体的起点开始，慢慢地看到体态的改变，从我们的身体练到心灵，彻底地接受一堂完美的瑜伽洗礼，不仅让身体活络、血液循环、气色红润、体态苗条，而且让我们的心灵更加满足。

感谢每一个支持和关注我的朋友，很荣幸可以跟对岸的朋友们分享我这十多年在美国、印度和许多国家遇到的名师教学法和我自己的瑜伽经验。

希望每位想要让身体更健康、体态更美丽的朋友，试着锻炼书中的动作，不要勉强，循序渐进，相信我们都能成为一个内外兼修的窈窕美人。

感恩～namaste～

唐幼馨

CONTENTS

Part 3　7天超高效减肥瑜伽，
塑造轻盈纤美体态

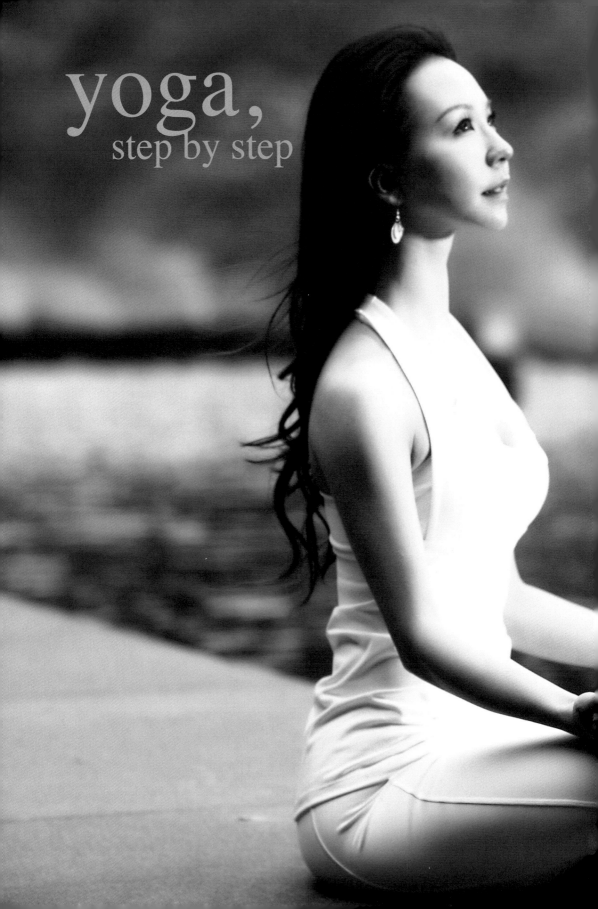

yoga,
step by step

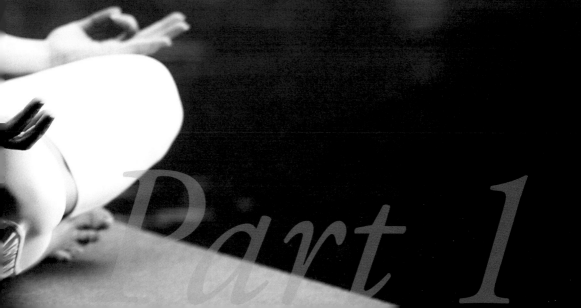

Quick

Weight loss

Yoga

美容瘦身，
7天瑜伽速成

Part 1

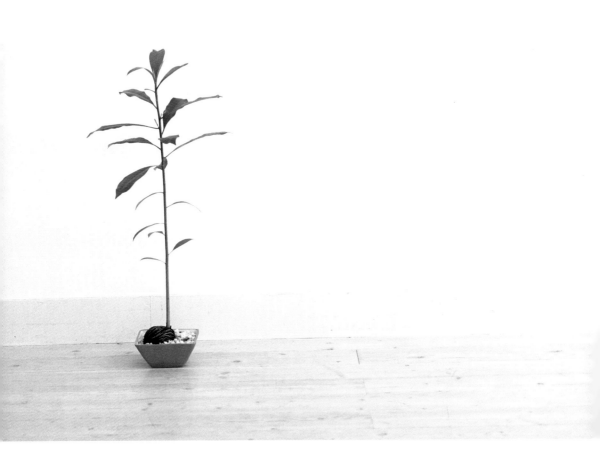

Chapter 01

瑜伽，给女人美丽奇迹

瑜伽不仅是一种风靡全球的健身运动，更是时尚女性的美丽代名词，它能让你在不知不觉中，感受到内在与外在的双重变化。

瑜伽这项运动源自5000多年前的古印度，传统、古老而神秘。经过岁月的洗礼，新时代的瑜伽在保留原有韵味的同时不断推陈出新，不仅可以美体塑身、修养性灵，更让身心灵平衡，达到天人合一。

瑜伽，身心健康的古老运动

• 瑜伽瘦身，轻松高效

作为一项经典的健身运动，瑜伽非常安全，没有不良反应，它带来的强效瘦身不言而喻。瑜伽通过各种体式，有效减少各部位多余脂肪，帮你塑造优美身体曲线，打造完美身材。瑜伽的动作虽然缓慢柔和，却能带给身体饱满的能量，让体内有如闷烧效应，可以做好体内环保，除了可以消除身体多余脂肪，连内脏的脂肪都可以燃烧；同时它可以充分拉伸肌肉，达到持久的塑身效果。

• 瑜伽排毒，净身清心

瑜伽不仅注重形体的修炼，更注重内在的协调。练习瑜伽能够调节身体内部循环系统，有助于排出体内毒素，净化身心。同时，瑜伽修行能帮助平衡腺体分泌，辅助治疗身体的各种病痛。此外，瑜伽对于练习者的气质和性格也会产生一定影响。它舒缓的体式不仅舒展了全身的筋骨，使身体得到最大程度的放松，还有助于缓解压抑和紧张，使身心更平和、气质更优雅 。

• 瑜伽美肤，年轻10岁

瑜伽具有天然的护肤功效。色斑、痘痘以及肌肤老化等问题都与内分泌失调及内脏器官有很大的关联。许多瑜伽体式有助于调节内脏器官和内分泌，从而达到美容护肤的功效。坚持瑜伽练习，能使女性全身肌肤持久年轻。

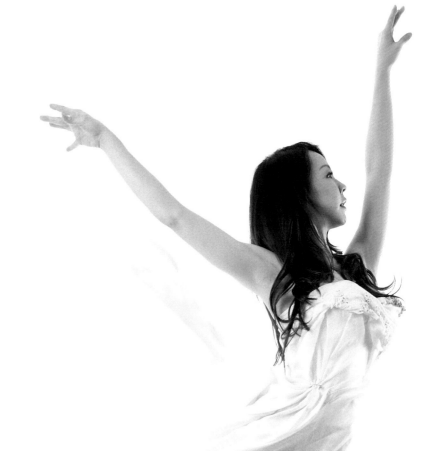

Quick
Weight loss

Yoga

7天
瑜伽

· 瑜伽美人修炼3秘籍

瑜伽练习讲究"渐进"法则，切忌为动作好看而一味追求高难度。此外，瑜伽美体达人还应掌握以下三大修炼要领，以帮助了解瑜伽和自己的身体，从而享受瑜伽带来的身心灵的多重愉悦。

● 秘籍1

选择最适合自己的瑜伽系

瑜伽经过五千多年的发展，已经延伸出众多派系，如较传统的哈达瑜伽Hatha yoga、胜王瑜珈Raja yoga、智慧瑜珈Jnana yoga、虔信瑜珈Bhakti、行动瑜珈Karna yoga，之后又发展出疗愈瑜珈、热瑜珈、力量瑜珈和冥想瑜珈等。不同的派系在体式名称、练习重点等方面各有不同，每个人可根据自己的喜好、年龄、体质与性格，选择最适合自己的派系练习，这样在练习瑜伽过程中会更加得心应手。

比如，以功效来讲，哈达瑜伽重视身心的锻炼，尤其是肢体的动作，调节肌肉、骨骼和关节的不平衡，帮助体内的内分泌与荷尔蒙协调；智能瑜伽，又称"知识瑜伽"，是研读经典、知识、理性思维、逻辑等为了探求真理的瑜珈。至善瑜珈，又称"奉爱瑜伽"，较多以唱诵、冥想如虔诚的宗教态度而行善的瑜珈。当然现代人以较热衷于哈达瑜伽延续下的肢体练习，可以强身健体，更因养颜、塑身与养身的效果而备受欢迎。

练习瑜伽的目的有很多，比如说塑身减肥、防治疾病、增加身体柔韧性，抑或是舒缓压力、多认识一些朋友等。但无论是出于哪种目的，在准备练习瑜伽前，进行瑜伽体系选择时，都应亲自去试课，不要光听朋友的推荐，亲自体验有瑜伽老师帮助的授课环境。练习几次后，你就会找到属于自己的瑜伽体系了。

● 秘籍2

瑜伽起止应遵循"SZS"原则

所谓"SZS"就是"safety zone stretch"的缩写，只有缓慢地完成动作，才能防止身体受伤。另外，瑜伽的练习应以身体感觉舒适为好，当你发烧、腹泻、急性哮喘发作时，或身体任何部位有伤痛的时候，要立刻停止练习。高血压、心脏病患者，或月经期和妊娠期的女性不适合练习头倒立等体式，可以用简单的呼吸法、轻柔伸展和冥想等练习方法代替。

如在停止一段时间瑜伽练习后，想要重新开始练习，不要从相当于中断前体式难度的阶段开始，而要重新练习简单体式，然后慢慢增加难度，直到恢复之前的练习。

● 秘籍3
让瑜伽和其他运动完美结合

瑜伽动作舒缓且轻柔，和体操、跳绳之类运动方式相比更容易让人接受。体操、跳绳之类的运动较激烈，容易导致人体供血不充、关节损伤，让呼吸和心脏紧张，能量消耗很大。而瑜伽练习，不用大刀阔斧，只要遵从身体指示，慢慢将身体调整到舒适稳定的位置，就能达到最大化的运动效果，这就是瑜伽所特有的魅力。

瑜伽可独立练习，也可与游泳、慢跑、跆拳道、羽毛球等其他有氧运动项目同时练习。但是从身体承受度考虑，运动时间不宜安排得太过紧密，最好能让游泳等运动项目与瑜伽练习的时间间隔半小时以上。瑜伽和游泳等项目的先后顺序没有严格控制，如在游泳前练习瑜伽，有助于活络筋骨，减少水中腿部抽筋的可能性；如在游泳后练习瑜伽，则更易完成瑜伽体式的标准动作，让美体效果事半功倍。

另外，练习瑜伽不能只注重形体，因为瑜伽认为精神和肉体同样重要。精神和肉体相互依赖，紧密结合，才能达到修身养性、抚慰身心的作用。因此在练习瑜伽体式时，辅以轻柔的瑜伽音乐和深层次的呼吸，能大大提高瑜伽习练效果。

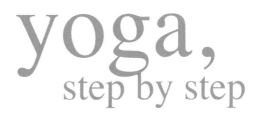

瑜伽装备采购单

练习瑜伽，需要准备一些必备的道具，比如服装、垫子、毛巾等，才能保证我们在练习过程中感到舒适。此外，还可以准备一些辅助用具，能够使你的动作更到位。

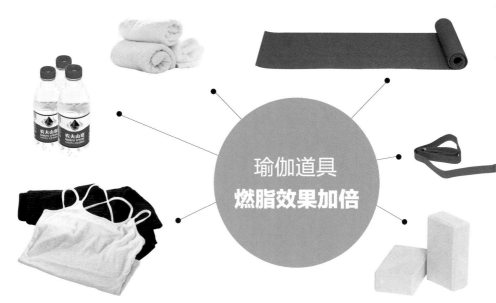

瑜伽道具
燃脂效果加倍

瑜伽垫 Yoga mat

瑜伽垫可以防滑，还能保护膝盖、手和脚，防止我们在练习时受伤。初练瑜伽的人最好选择6毫米厚的垫子。

瑜伽伸展带 Yoga stretching band

瑜伽伸展带，又称瑜伽绳。它可以帮助初学者将动作做到位，还能紧实地扣住身体，让双手空出来做延伸动作。

瑜伽砖 Yoga brick

瑜伽砖是练习瑜伽的辅助用具，可以帮助初学者将动作做到位。比如，当你做站立前屈式时，如果双手够不到地面，可以在地上放块瑜伽砖，先用双手去碰触瑜伽砖，再慢慢去碰触地面。

瑜伽服 Yoga clothes

瑜伽练习时要穿宽松服装，否则影响动作的伸展性。另外，练习瑜伽很容易出汗，要选择吸湿、排汗性好的布料。

干净毛巾 A clean towel

毛巾不但可以用于擦汗以保持身体清洁，还可以在工具不全的情况下，辅助我们练习一些瑜伽动作。

运动水壶 Sport bottle

练瑜伽时最好用运动水壶装满满一壶水放在身边，渴的时候就喝一点水，但注意不要喝太多，这样既能防止口干舌燥，也能避免运动过程中猛灌水对身体造成的伤害。

不可不知的瑜伽练习宜忌

练习瑜伽，在热身练习、体位选择、时间长度、呼吸把控上都有要求，练习者习练前一定要认真阅读并掌握。

练习瑜伽必须安排热身运动

瑜伽运动看起来柔和而缓慢，身体耗能却非常大，所以在练习之前一定要进行热身运动，让身体慢慢过渡到运动状态。这样既可以缓解身体的僵硬感，避免运动受伤，还能加快全身血液循环，提高练习效果。

根据身体状况选择瑜伽体位

人人都可以练习瑜伽，但也要根据自己的身体状况选择相应的瑜伽体位。比如，处于生理期的女性就不适合做上伸腿和倒立等体位；颈椎病患者不适合做对颈椎有压迫作用的瑜伽体位；高血压患者不适合做头朝下的体位；患有肠胃病的人不适合做幅度过大的后弯体位等。此外，如果感到身体疲倦或不舒服，最好不要练习瑜伽。

瑜伽体位的标准程度把握

练习瑜伽，能够将动作做标准当然最好。不过也要量力而行，尤其是刚刚练习瑜伽的人，身体的柔韧性不是很好，练习时不要过于勉强自己，只要做到自己能达到的最大程度就可以了。只要坚持练习，你的动作就会越来越到位。

练习瑜伽的时间长度

练习瑜伽的时间长度要根据自身情况来定。初期练习者每次可以练习30分钟左右，有一定基础的练习者每次可以练习50~90分钟。练习瑜伽并非时间越长越好，一定要考虑自身感受，当感到很疲惫时最好停止练习。

练习瑜伽一定要注重呼吸

呼吸是瑜伽的重要组成部分，如果只重招式不重呼吸，不但会降低瑜伽功效，还可能伤及五脏六腑。因此，练习瑜伽时刻都要关注呼吸。大多数动作开始时吸气，结束时呼气。基本保持某个姿势不动时也要自然呼吸，住气的练习要视身体的状况，尤其是在用力的时候避免住气的练习，以免造成努责现象。

瑜伽的呼吸有许多种，最常见的是腹式呼吸，横向呼吸与完全呼吸。腹式呼吸是以肺的底部进行呼吸，腹部鼓动，胸部相对不动。横向呼吸重在胸廓往横向与前后上下六个面扩大的的呼吸法，但尽量不要引起耸肩的动作。完全式呼吸则是两者的结合。

yoga,
step by step

瑜伽结束后的放松练习

瑜伽结束后进行大休息，又名摊尸式，有助于放松全身的肌肉和关节，使身体充满能量，意识变得清醒，让整个人变得神采奕奕。最好的瑜伽放松练习是完全放松式，它有助于放松身体的各个部位。做法是首先仰卧在垫子上，双脚自然分开，与肩同宽，脚尖朝外，双臂放在体侧，手心朝上。然后闭上眼睛，均匀地呼吸，完全感受身体各个部位依次放松。

选择合适的瑜伽练习场地

瑜伽练习者一般选择室内练习，选择空间宽敞、干净舒适的房间，便于全身伸展。同时应保证房间内空气清新、流通，以便呼吸顺畅，还可播放一些轻柔的音乐来帮助松弛神经（如优美的钢琴曲、轻音乐等）。此外，也可以选择在露天练习，如花园、草坪等。不过一定不要在大风、寒冷或有污染的空气中练习，也不要在太阳直射下练习。

要注意的是空调房内不适合练习，因为练习过程中，练习者全身的毛孔处于张开状态，如果吸入空调的冷风，很容易造成寒气入侵，引发感冒。同时，皮肤在空调房内会呈现缺水状态，时间长了会减弱其排汗功能，不能达到排毒的功效。

练习瑜伽前后的饮食安排

练瑜伽时最好保持空腹，因为瑜伽中很多动作会挤压腹部，如果胃里有食物，练习时会感觉很难受，所以练习瑜伽之前至少1小时内都不要进食。

练完瑜伽后会感觉很饿，可以选择优质的食物进食，早在十几年前，美国运动医学学会与美国膳食协会就曾公开肯定"运动后营养补充"的重要性。不过那是在中高强度的有氧运动后，身体需要补充适当的食物才能让身体的各机能更完善，甚至有瘦身的效果，但要注意不要选择脂肪含量高的食物，低热量的水果、青菜或五谷粥等是不错的选择。

至关重要的基础热身

练习瑜伽的第一天，可主打练习具有激活细胞群的瑜伽体式，如V字式、桥式等，调动全身细胞的活跃度，为快速燃脂瘦身打基础。练习瑜伽的第二天，可将排毒作为修炼目标，毒素会影响人体新陈代谢的速度，造成肥胖，背手前弯式、婴儿式等折叠身体、按摩腹部的动作，可强化腹腔脏器，提高基础代谢水平。

瑜伽不仅是一种风靡全球的健身运动，更是时尚女性的美丽代名词，它能让你在不知不觉中，感受到内在与外在的双重变化。

瑜伽这项运动源自5000多年前的古印度，传统、古老而神秘。经过岁月的洗礼，新时代的瑜伽在保留原有韵味的同时不断推陈出新，不仅美体塑身、修养性灵，更让身心灵平衡，达到天人合一。

 站立山式

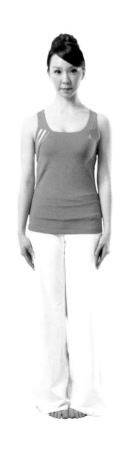

美丽功效

1.坚定心灵，增加专注力。

2.改善不良体态，保持脊柱的弹性，使人身体轻盈，精神活跃。

招|式|细|解

Step1 将双脚站稳，感觉脚掌的重心平均落地，将大脚趾与脚跟并拢，提起大腿前侧肌肉使膝盖微微上提，骨盆放于居中的位置，提肛收腹，将脊椎延伸向上，双肩轻松放平，头顶如丝线向上拉长，下颚微微内收，眼睛平视前方。

瘦美小贴

◇若双腿无法并拢，可将双脚打开，让脚掌对齐坐骨下方。

瑜伽盘坐

🍃 美丽功效

1.能加强髋关节、膝关节和踝关节的强度和韧性。

2.能滋养神经系统，使心灵安定，内心平和。

招式细解

◎ Step1 坐在垫子上，挺直腰背部，两腿向前，头部放正，双手分放在两腿上。

◎ Step2 弯曲双腿，将左脚放在右髋关节上方。

◎ Step3 右脚压在左髋上方，感觉中脉延伸向上，双手可呈智慧手，闭目调息。

◎ Step4 若无法盘腿可练习散盘，双脚不需重叠，双脚内收即可。也可坐在厚毛毯或瑜伽砖上。

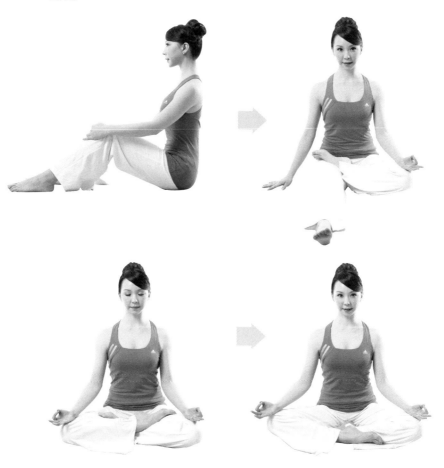

3
基础热身

双腿背部伸展

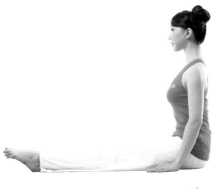

美丽功效

1.伸展背部，收缩腹部，伸展腿部，消除全身赘肉，塑造优美的身体曲线。

2.有安心定神的作用，能够缓解压力，舒缓紧张情绪，使人快速恢复精力，充满朝气。

3.建议初学者可以先练习单腿的前弯练习，一开始可能连坐直都不容易，可运用瑜伽绳或毛巾勾住脚掌，让脊柱延伸且感觉大腿后侧拉长即可。

招式细解

* Step1 坐在垫子上，双腿并拢向前，双臂分放在腿两侧，双眼平视前方。

* Step2 调整呼吸，吸气时，挺直腰背部，双臂向上伸展，带动脊柱向上伸展。

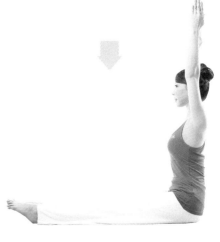

* Step3 呼气时，双臂放下，双手分别抓住双脚脚踝。注意脊柱要保持挺直。吸气，弯曲双手手肘，双肘向外扩张。呼气，上身向腿部靠拢。

* Step4 感觉到紧绷时运用呼吸，将身体后侧放松。初学者可微微屈膝，将身体向前即可。保持此姿势30秒，然后缓慢抬起上身，恢复到起始姿势。

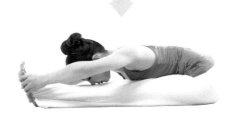

❋ **保持时间：30秒**

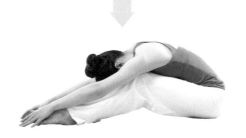

簡易半月式

基础热身

美丽功效

1.滋养和拉伸侧腰部，减少侧腰的赘肉，美化腰部线条。

2.平衡背部肌群，改善脊椎侧弯。

3.温和地按摩腹部，紧实腹部肌肉，让腹部更加平坦。

招式细解

Step1 双脚并拢站立在垫子上，双手在体前合十，举过头顶。吸气，将脊椎向上延伸，吐气，缓缓向左侧弯，双肩尽量向外打开。

Step2 用心感受右侧腰部的拉伸感，吸气将头转向右侧。

Step3 吐气带回到中央，然后开始另一侧的练习。

※ **重复次数：左右各2次**

美美小贴

◇若双腿无法并拢，可将双脚打开，让脚掌对齐坐骨下方。

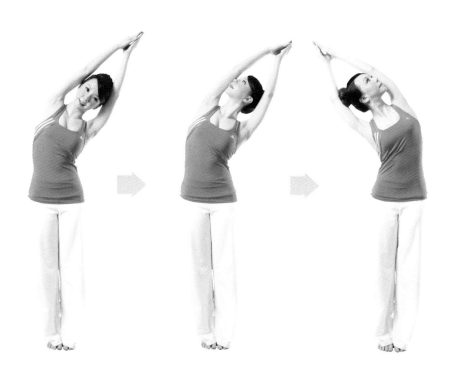

5 三角伸展式

基础热身

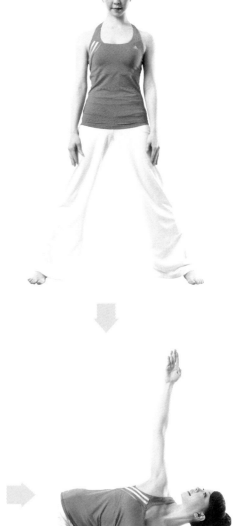

美丽功效

1.促进血液循环，使肌肤充满光泽，减少面部皱纹。

2.纤腰收腹，增强身体柔韧性和灵活性。

招式细解

● **Step1** 自然站立在垫子上，双臂垂放于身体两侧，双脚打开，约两肩宽。

● **Step2** 两臂侧平举，上半身向左侧慢慢倒下，左手手掌触地。右臂伸直，指向天空。

● **Step3** 扭转头部，眼睛看向右手指尖的方向。上半身慢慢回到正中，开始另一侧的练习。初学者可扶在瑜伽砖上。

6 站立前屈式

基础热身

🍃 美丽功效

    1.拉伸腿部肌肉，塑造修长的双腿。

    2.促进血液循环，滋养面部，使人保持健康红润的肤色。

招式细解

- **Step1** 双脚并拢站立在垫子上，双手贴在身体两侧，均匀地呼吸。

- **Step2** 吸气，双手向上，带动身体延伸；呼气，从髋关节处开始向前弯曲，双手可顺着大腿向下触到自己可以接受的位置，保持脊柱延伸。若柔韧度好，让胸部和腹部贴在双腿上，头部放在双膝之间。双手抱住双脚脚踝。

- **Step3** 保持以上姿势，调整呼吸。每次吸气时，脊柱向前伸展；每次呼气时，再次向前屈身。感觉到腹部内收。

※ **保持深呼吸：6次**

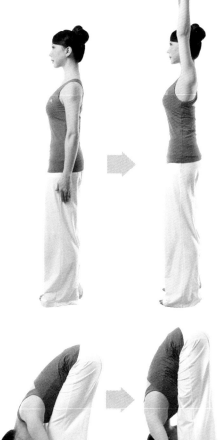

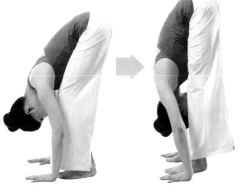

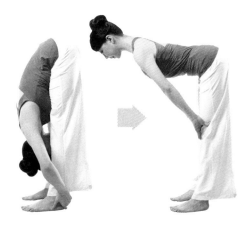

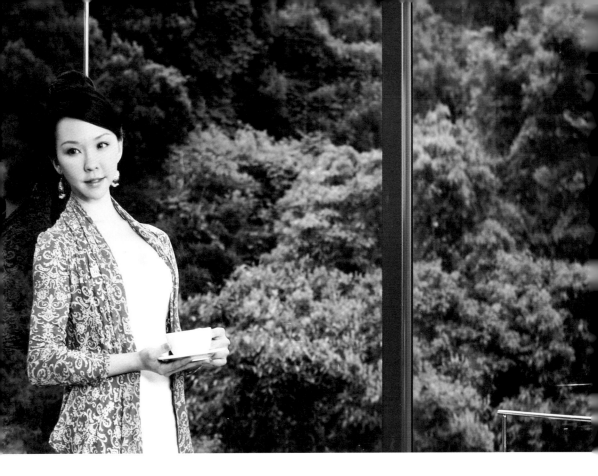

Chapter 02

7天瑜伽减肥全攻略

深呼吸,在每天的晨光微风中,让你轻松自在地舒展身体;坐、卧、躺,充分燃烧腰腹部脂肪,让你由内而外地拥抱健康;伸展练习,充分舒展关节、拉伸肌肉。简单轻松的减肥技巧,自然造就你的完美曲线,仅需7天——低碳环保的古老瘦身秘籍,让你瘦得健康!

制订 7 天减肥计划表

想要在短短7天时间内快速减肥，首先得制订一份切实可行的计划。

练习瑜伽的第一天，可主打练习具有激活细胞群的瑜伽体式，如V字式、桥式等，调动全身细胞的活跃度，为快速燃脂瘦身打基础。练习瑜伽的第二天，可将排毒作为修炼目标，毒素会影响人体新陈代谢的速度，造成肥胖，背手前弯式、婴儿式等折叠身体、按摩腹部的动作，可强化腹腔脏器，提高基础代谢水平。而第三至第六天，将是瘦身提速期，以锻炼全身肌肉群为主，从而塑造优美身材曲线。到了最后一天，自然是以巩固瘦身成果为主，重点练习瑜伽呼吸和瑜伽冥想。

减肥时间	瑜伽重点	瑜伽招式	备注小贴
第1天	收紧全身肌肉群	V字式、人面狮身式、球上美人鱼式、后仰式、桥式、眼镜蛇式、舞王式、虎式、倒立三角式、卧英雄式	第一天的练习，不宜较难体式，以免受伤
第2天	排浊+净化肌体	花环式、叭喇狗式、半月式、鱼式、炮弹式、肩倒立式、龟式、卧十字式	可辅助吃点儿绿豆、薏仁类的排毒消水肿食物
第3天	核心肌肉群训练	船式、球上轮式、踩单车式、蜥蜴式、膝碰耳犁式、轮式、三角扭转式、加强侧伸展式、幻椅式	逐步增加动作难度，加快全身血液循环
第4天	大肌肉群训练	摩天式、风车式、摇篮式、下犬后抬腿式、鹭式、剪刀式、下犬式、风吹树式、孔雀式、球上战斗式	开始练习最难动作，不求完美，但求尽力
第5天	小肌肉群练习	牛面式、颈部旋转式、坐角式、犁式、头倒立式、半莲花站立前屈式、蛇击式、球上平衡、蝗虫式、双腿背部伸展式、踮脚蹲式	对付小肌肉群，辅以穴位按摩，更有利于减肥
第6天	大小肌肉群同时训练	鸵鸟式、云雀式、弓式、神猴哈努曼式、斜板式、毗湿奴式、鸽子式、双角式、球上三角伸展式	饮食以清淡为主，注意保持良好的睡眠
第7天	巩固瘦身训练	门闩式、树式、敬礼式、球上飞燕式、摊尸放松式、腹式呼吸法、猫伸展式、全莲花掌心互推、磨豆式、鹰式	以舒缓体式为主，旨在调整神经、巩固成果

轻松瘦下来的 8 大戒律

要在短短7天内达到快速瘦身的目的，除了必须保证每个瑜伽体式准确到位，练习时还应注意以下事项，才能让减肥更高效、更安全。

1 把握最佳练习时间

为了达到最佳练习效果，应争取在每天的同一时间练习。练习时最好保持空腹，例如清晨、中午空腹时或者晚上饭后3个小时，否则身体扭转时会引起肠胃不适。此外，每次练习瑜伽的时间也不宜过长，以身体感觉舒适为好。

2 配合正确饮食观

练习瑜伽提倡进食干净、健康、清淡的食物，远离辛辣、刺激、油炸的食物。在日常饮食中，应尽量选择简单的烹饪方式，多进食水果、蔬菜、豆类等。此外，为了配合瑜伽塑身，练习者应尽量细嚼慢咽，每顿饭八分饱即可。

3 选择舒适瑜伽道具

练习瑜伽首先要准备宽松舒适且具有一定吸汗性的瑜伽服，这样才利于瑜伽动作的舒展。瑜伽垫是练习时必不可少的道具，有防滑和保护的作用，可以预防练习时受伤。此外，瑜伽砖、瑜伽绳、瑜伽球都对完成瑜伽体式有很好的辅助作用。

4 循序渐进 进行练习

瑜伽中的各种体式难易程度不一，练习者应根据身体状况，按照从易到难的顺序，循序渐进地练习，切不可为了追求动作完美而随意牵拉身体，不然发生运动损伤得不偿失。此外，瑜伽是一个长期的运动体系，需要坚持不懈才能达到最好效果。练习时千万不要想一劳永逸，一次即达到减肥目标，否则反而容易挫伤积极性，削弱瑜伽练习的效果。

练习瑜伽前应认清目标，持之以恒。虽说现代人生活工作节奏较紧张，总会因这样或那样的理由暂时中断瑜伽练习。如果每天忙得不可开交，不妨在睡前进行10分钟高效而专注的瑜伽练习，即便时间很短，也比每周一次长时间集中练习瑜伽效果好得多。

5 不可盲目挑战高难度体式

高难度体式的减肥效果未必更佳，练习者不可盲目挑战高难度体式，最好根据自己的减肥目标，选择合适的瑜伽体式。初学者最好在教练指导下逐渐开始练习高难度体式。如果某个动作难度大，练习时感到体力不支，一定不要勉强练习，小心受伤。

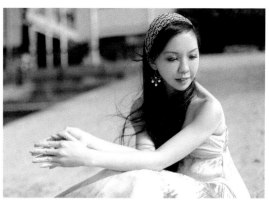
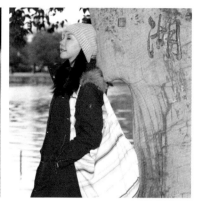

6 特殊人群练习禁忌

瑜伽虽然是一项十分安全的运动，但是对于某些特殊人群，还是应特殊对待。例如，受伤或者做过手术的人群，练习时应先征求医生的意见；如果颈椎不好，则最好不要练习后弯的体式；血压不正常的人不宜练习倒立的体式；生理期女性不可以做高难度体式；孕妇练习瑜伽必须在教练指导下进行等。

7 练习完后进入休息

完成一次瑜伽练习后，需要对身体进行适当的放松，这样才可以减缓关节、韧带的过度用力，同时也能缓解肌肉紧张。

8 练习完的饮食

瑜伽完成后立刻进食不利于身心健康，最好休息1小时后再进食，且坚持饮食简单清淡、营养均衡的原则。因为瑜伽练习过程中大量出汗会导致水分流失，练习完毕后一定要记得喝水，建议每次用约100毫升的水温润口腔，与唾液融合后再慢慢饮下。

熟稔身体肌肉群，
肩颈腰腹全方位灭脂

有人说，减肥是女人一生的事业。为了塑造好身材，女人可以尝试各种方法——运动、节食、药物控制等，效果却因人而异。有很多人不断出现减肥、反弹、再减肥、再反弹的溜溜球效应，不但没有达到瘦身的效果，反而影响了身体健康，得不偿失。

想让肥胖永远远离你，首先要知道减肥究竟减的是什么，是肥肉，还是肌肉？认识减肥不妨从认识身体肌肉群开始！

所谓肥肉，通常是指身体内多余的脂肪；而肌肉，则是指像钢缆一样捆绑在一起的肌纤维群体。众所周知，多余的脂肪是人身体变形的罪魁祸首，因此减肥的目标，理所当然是消灭体内多余脂肪。

而根据"源头减肥"理论来看，许多人认为减肥首先得控制嘴巴，所以少吃或不吃饭，妄图以不给身体注入营养的方式减肥。然而，减肥期间控制嘴巴是让人学会科学健康的饮食，而不是禁食或绝食，要知道靠这种极端方式换来的减肥效果，减下去的不单是体内多余的脂肪，还破坏了身体该有的健康机制。

肌肉有维持身体灵活性的作用，它由两种小到不能再小的丝状蛋白质组成。一味地少吃会减少身体对蛋白质的摄入，与此同时，身体为维持基本的运转需要，对蛋白质的消耗却并未减少。换句话说，过度节食，身体内因消耗所需的蛋白质得不到外来补充，只好从身体内部进行"抽调"，而肌肉群就是最佳"抽调"部位，久而久之，就会让身体丢失更多肌肉组织，让身体逐步走向亚健康状态。

不仅如此，不正确的减肥方式还会让肌肉变得松垮，即便短时间内会有体重降低的现象，只要饮食恢复正常，体重也会跟着回升，甚至有超越原始体重的可能。另外，蛋白质是生命的物质基础，减肥期间让身体所需的蛋白质严重"缺货"，势必会引起体内新陈代谢缓慢，进而造成毒素、脂肪堆积在体内，长此以往就更容易让减肥变成一个不可能实现的梦想了。

由此可见，减肥不能减少蛋白质。黄豆等食物蛋白质含量较高，且多吃不易发胖，营养物质容易被人体吸收，所以这些物质可作为素食主义者的蛋白质来源。

肌肉在人体中分布很广泛，人全身约有600块肌肉，占体重的40%～50%。若要将这些肌肉归类，则可将其分为核心肌肉群、大肌肉群、精细肌肉群等。所谓核心肌肉群，就是位于身体中段，负责保护脊椎和连接上下的腰腹部、下背部、臀部肌肉群；而大肌肉群，多半是指胸部、上背部、肩部、上腹部、上臂、大腿外侧等部位肌肉；精细肌肉群，通常是控制较细微的肢体力量需要的肌肉，例如负责弹琴、穿针的肌肉，是更需要运用意念引导而启动的肌肉。

肌肉有浅有深、有厚有薄，经常运动可增加肌肉的紧致度，防止肌肉的松弛。一般的有氧运动能让全身50%的肌肉参与运动，而较动态性的瑜伽，则可让身体肌肉参与运动的比例提高至95%以上。通过瑜伽冥想、瑜伽呼吸和瑜伽体式的结合，内外呼应，最大程度调动肌肉积极性，尤其是瑜伽体式，前弯、后仰、伸展、扭转等动作，可扎实地训练且平衡人体各种肌肉群，从而有效塑造美丽形体，提高身体代谢率，进而达到快速塑身的目的。

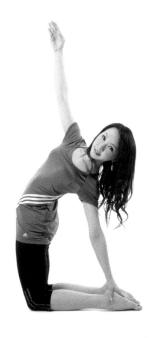
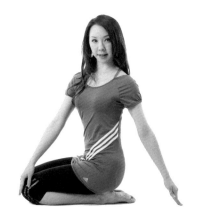

另外，瑜伽对人体平衡性、柔韧性、稳定性要求相当高，人体每一次练习瑜伽，都能让全身大部分肌肉进行收缩，从而将肢体末端的静脉血向心脏方向挤压，加快体内的血液循环速度。血液循环加快势必会导致体温升高，进而加速体内多余脂肪的燃烧且改善水肿的状况，苗条的身材自然能手到擒来。"水桶腰""大象腿""蝴蝶袖"等严重影响身体曲线的不雅称号，也就自动离你远去，从而达到肩颈腰腹全面灭脂的目的。

经常练习瘦身瑜伽还有另一个好处，就是能提高鼻腔、肺部、肾脏等器官的调控能力，清理身体内的代谢废弃物。瑜伽中很多体式可配合瑜伽呼吸共同练习，以促进胸腔肌肉扩张，鼻腔呼吸道畅通，提高肺部新鲜氧气和老旧气体的转换率，清洁内脏器官，以保证体内环境的清洁性，拒绝脂肪的堆积，从而轻松瘦身。不过，瑜伽毕竟不是灵丹妙药，虽说具有减肥的效果，但也不能立竿见影，刚开始练习时或许效果并不明显，但坚持练习后，你会在不知不觉中感受到身体的变化，而且此后只要按照正常方式进食，就不用担心会出现令人伤心的反弹情况。

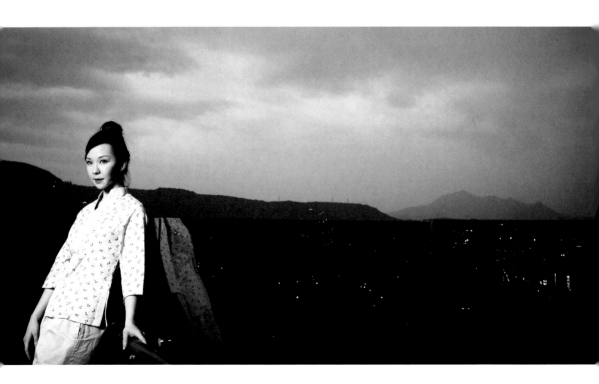

有氧运动高效减肥法则

有氧运动，是指人体在有充分氧气供应的情况下进行的体育锻炼。通过在运动过程中大口大口地呼吸，使得大量氧气进入体内，帮助细胞新陈代谢，充分酵解体内的糖分，帮助燃烧脂肪，达到减肥效果。

要想利用有氧运动来达到减脂目的，可不是你想象中通过加大运动量或提高运动强度那么简单。有氧运动的特点是保持特定强度、有节奏、持续时间较长。瑜伽练习是由内而外达到良好的身体状态，加上呼吸的练习，提高基础代谢率、迟缓老化，是青春永驻、保持身材的最佳方式。

1.呼吸练习注意时间段选择

瑜伽呼吸最好选择空腹进行。空腹进行呼吸能够提高体内的代谢率，即使动作停止了，在相当长一段时间内，代谢率仍然会处于一个较高的水平，使热量消耗的工作得以继续；再加上运动的过程会酵解体内的糖原，降低糖原的储量，使碳水化合物不易转化为脂肪，避免因脂肪堆积造成的肥胖。

2.运动前需要热身

热身，即在运动之前做一些准备活动，通常是活动身体各个部位的关节，增加身体的柔韧度和灵活性，减少运动伤害的发生。同时，这些小强度的热身活动能够增加身体的温度，提高心率，让呼吸均匀加快，血液循环也更为迅速，更多的氧气得以进入体内，为接下来的运动做好准备，也能减少运动带来的疲劳感。

3.有氧运动的锻炼频率

强度较大的有氧运动，锻炼频率通常为每周1～3次，但像瑜伽这样舒缓的运动方式则适合天天坚持练习。之前没有运动习惯的人，可先尝试"维持运动频率，减少运动量"的方式，让身体先适应过渡，一段时间后，再考虑增加每次运动的时间，以身体感觉舒适为准。

4.练习后要放松

运动后，全身的血液会集中在某一个运动强度比较大的部位。对于瑜伽练习者来说，腹部和四肢的血流量会增加。这样一来，就会心脏造成负担，有时甚至会影响大脑的供血。因此在练习后，要进行适当的放松，使身体恢复到平静状态。即练习完一整套瑜伽后，可躺在地上练习10～20分钟瑜伽摊尸式，即可全面放松身心。

Chapter 03

7天瑜伽美容大公开

瑜伽不仅是一种风靡全球的健身运动，更是时尚女性的美丽代名词，它能让你在不知不觉中感受内在与外在的双重变化。

瑜伽，让你成就美丽

瑜伽，是一种起源于印度的古老运动。古印度人通过瑜伽修行，很好地调节了生理、心理和精神，使身心达到高度和谐的状态。作为现代女性，我们同样可以通过瑜伽来调理自己。

调理养生，防病养容颜

人的身体是一个大系统，系统中各个部分保持良好状态，身体才能健康。练习瑜伽能够帮助我们拉伸僵硬的肌肉，活动关节，按摩内脏器官，促进血液循环，平衡腺体分泌，使身体各部分保持平衡，远离各种慢性病。远离了慢性病，女人也就亲近了美丽。

调节情绪，让女人更优雅平和

现代女性面临各种压力，常常有许多烦恼。要想生活得快乐，就要学会减压，学会调节情绪。瑜伽就有这样的作用，比如瑜伽呼吸法、打坐和各种体位法，有助于调节人体神经系统，净化心灵，消除紧张、焦虑、不安等坏情绪，让我们的内心恢复平和安宁，使我们保持健康良好的心态。

修心养性，自信的女人才美丽

经常练习瑜伽的女性，内心世界会变得丰富。因为瑜伽具有修心养性的作用，它让女人的精神世界变得丰盈感恩，更能感受生活的美好。另外，瑜伽可以使人增强自信，让人变得更加乐观开朗。

瑜伽美人的生活秀

瑜伽不仅是一项运动，更是一种健康的生活方式。因此，瑜伽美人的生活应该是健康的、积极的、清新的、自然的。

饮食

瑜伽非常讲究饮食配合，它认为食物可分为三类：悦性食物、变性食物和惰性食物。瑜伽美人应根据此原理决定饮食的取舍。

悦性食物易于消化，不会在体内产生太多毒素，能使人心情愉悦、精力充沛，如大部分蔬菜、所有新鲜水果、坚果、一切豆类及豆制品、牛奶和乳制品、绿茶及谷类制品等；变性食物指过酸、过咸、过苦、过辣等带有刺激性的食物，如咖啡、浓茶、巧克力、可可、汽水及味道强烈的调味品等；惰性食物指容易使人变得懒惰、迟钝的食物，包括一切肉类、麻醉性饮料（酒类）、油炸烧烤食物等。

瑜伽美人应多吃悦性食物，少吃变性食物，严格限制惰性食物，这样体内毒素才不会增多，才能保持纤瘦身材、姣好容颜和健康的体质。

起居

瑜伽美人应该养成早睡早起的好习惯，尽量拒绝夜生活。因为熬夜会让体内失去平衡，不但损害容颜和身材，更危及身体健康。因此，晚上最好在10点左右睡觉，睡前可以练一些有放松作用的瑜伽体位，有助于提高睡眠质量。早上最好在7点左右起床，起床后可练一些有提神醒脑作用的瑜伽体位，使你一整天充满活力。

生活态度

瑜伽美人总是以积极乐观的心态面对生活，当遇到困难时不逃避，而是寻求办法解决。因为练瑜伽的过程就是不断克服困难、不断攀升新高度的过程，需要超于常人的恒心与毅力，这样不但能提高忍耐力，还能增强自信心，改善不良情绪。

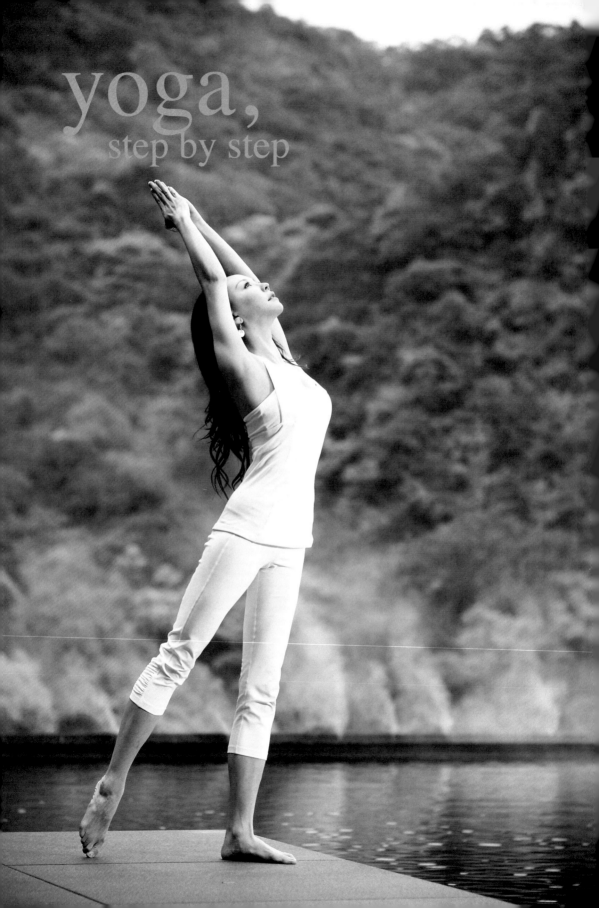

yoga,
step by step

Quick
Weight loss
Yoga

7天速成美容瑜伽，
皮肤问题逐一击破

Part 2

第1天: 快速"整形"，拥有美丽V字脸

头脸部血液微循环不畅，导致水分和代谢垃圾在脸部堆积，易形成惹人讨厌的大饼脸、嘟嘟脸。而瑜伽中的屈身动作使身体前弯，可增加脑部供血量，改善血液循环，让大脸妹变小脸美女。

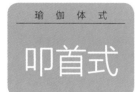

瑜 伽 体 式

叩首式

·瘦美小贴

促进脸部血液循环，加强脸部新陈代谢，有效去除水肿，改善肤色。

减轻头痛、头晕眼花等头部不适症状。

How To

● 采取金刚坐姿，腰背挺直，双手自然垂放于大腿上，眼睛平视前方。

重复次数
3次

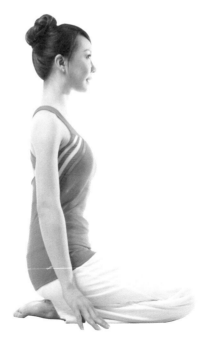

- 吸气，尽量使脊柱向上伸展。呼气，向前屈身，使胸腹部靠近大腿，额头贴于垫面，同时臀部不要离开脚后跟。双手轻轻扶住双脚脚后跟，手臂伸直。

- 深呼吸，手臂不动，慢慢向上抬高臀部，头部紧挨地面向前移动，头顶贴地，使大腿与地面垂直。双手从脚后跟处移至小腿肚或膝盖处为止。保持姿势30秒，慢慢回到初始姿势。

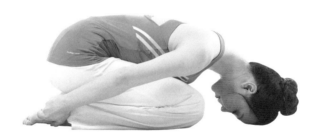

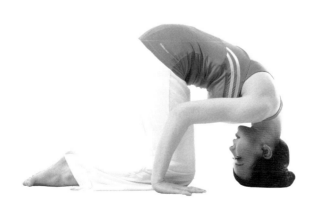

前屈式

·瘦美小贴

身体前屈时血液倒流回脸部，使得脸部血液循环加快，能有效滋养面部，使人脸色红润。

拉伸双腿后侧肌肉，紧实双腿上的肌肉群，增进全身血液循环。

How To

- 站立，双腿伸直、并拢，双臂向上伸展，双手在头顶合十，眼睛平视前方，调整呼吸。

- 深呼吸，呼气时，以髋关节为轴，向前屈上身。

重复次数
3次

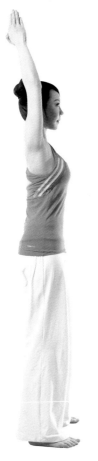

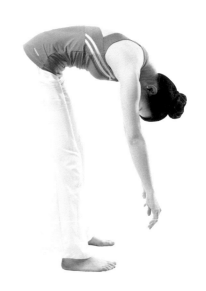

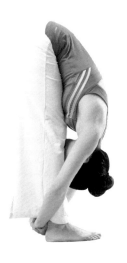

- 身体继续前屈，尽量使胸部和腹部靠近大腿，额头和下巴都贴在腿上。同时双手环抱住两脚踝。

- 保持动作30秒，起身回到初始姿势，并尽力向上伸展脊柱，轻轻抖动双腿，放松休息。初学者可将膝盖弯曲，记得保持呼吸，缓慢地恢复站姿。

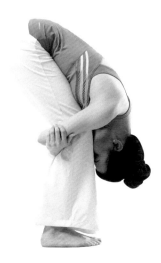

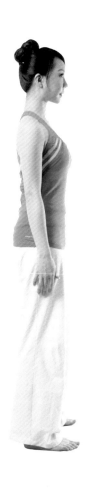

Point !

• 向前屈身时，腿部始终保持放松且稳定状态，且感觉到腹部肌肉微微向上收缩为宜，但不要一蹴而就，以免受伤。

第2天: 提亮肤色，让肌肤白里透红

想要从"黄脸婆"变成超级抢眼的"白雪公主"，练习瑜伽就可以做到。练习瑜伽通过增加头部血液的供给量，加速脸部的血液循环，将代谢的废物加速带离身体，美白靓肤；同时紧致脸部，雕塑精致小脸。

瑜 伽 体 式

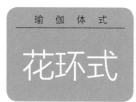

· 美容小贴

促进头部的血液循环，紧实脸部肌肤，使脸部轮廓更清晰、肌肤更白皙、通透。

How To

● 蹲姿，双腿并拢。吸气，上身微微向前倾，双臂伸直，掌心向前朝地。

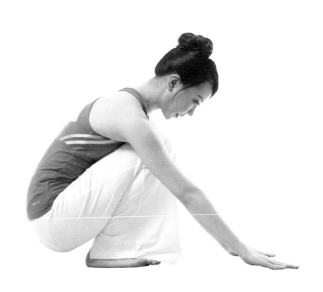

- 吸气，膝盖分开，脚跟仍然并拢，上半身向前倾。
- 向下低头，双手经双膝内侧绕到腿后，抓住双脚脚踝。保持姿势30秒，吸气，抬头，双手松开脚踝，放松全身，呼气。

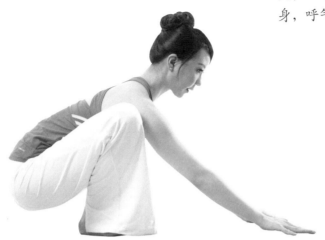

重复次数
3次

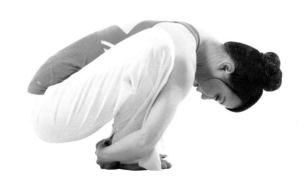

铲斗式

· 美容小贴

这个体式能让血液倒流回头部，增加脑部的供氧量，加快脸部代谢，消除脸部浮肿，恢复亮白肤色。

How To

- 站立，双脚分开略比肩宽，双手放于身体两旁。
- 调整呼吸，吸气，双手向上，呼气时，以腰为轴，膝盖放松，上半身放松地快速落下。腰部带动双臂在两腿间像铲斗车掘土一样前后摆动5次。

重复次数
3次

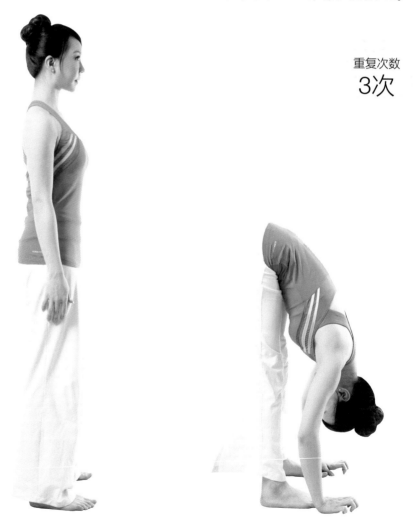

● 吸气，将下背部、中背部、上背部、颈部和头部依次向上抬起，回到初始姿势。

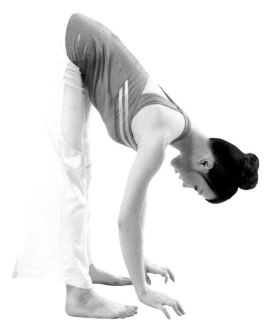

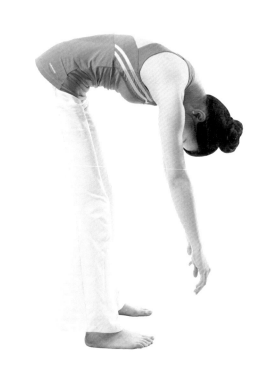

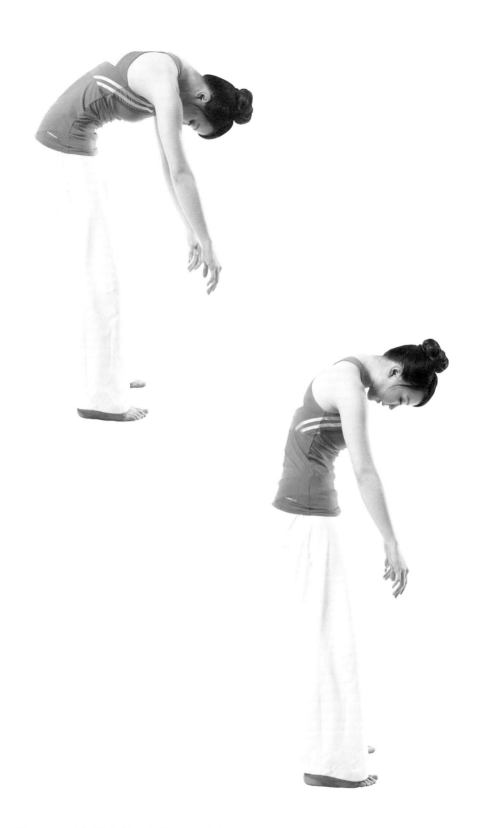

瑜 伽 体 式

下犬式

·美容小贴

增加头部的供血量，有效地滋养面部，有嫩肤养颜的功效。

How To

- 跪立，双臂伸直，将掌心平均用力撑于地面，保持手肘的不锁死，约与肩同宽。大腿与小腿垂直，腹部微收。

- 吸气预备，吐气时将臀部向上抬高，使双腿向后伸直，尽量使脚跟着地面。

- 脊椎延伸，头部位于两臂之间，掌心推地，尽量将肩膀远离耳朵。可将脚尖先踮高，感觉到尾骨朝向上方，再慢慢将脚跟踩向地面。保持姿势15秒。

重复次数
3次

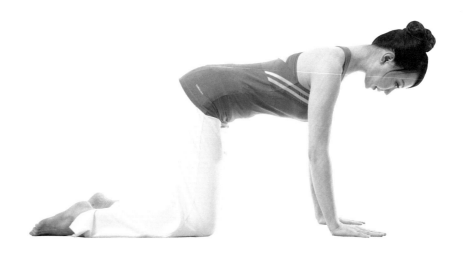

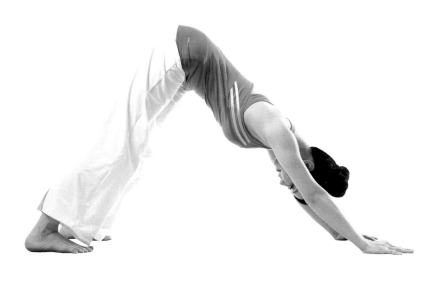

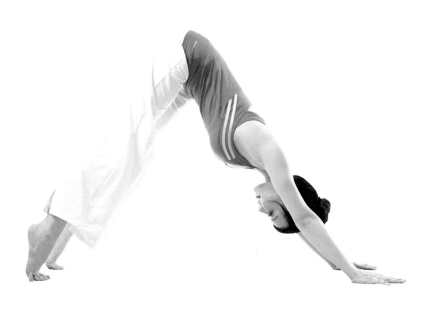

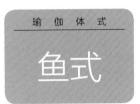

瑜 伽 体 式

鱼式

· 美容小贴

促进面部的血液循环，使面部肌肤得到滋养，呈现出健康红润、白皙通透的光彩。

How To

- 双盘坐姿，眼睛平视前方，将手扣住双脚大脚趾，均匀呼吸。

- 上半身慢慢向后仰，双手手肘着地，支撑身体，身体继续向后仰，直到头顶着地。呼气，胸部向上抬高。保持姿势5~8秒，将胸部收回，回到初始姿势。

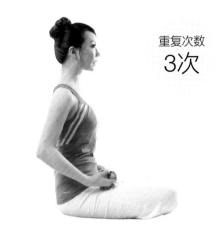

重复次数
3次

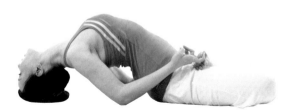

↓降低难度

如果初学者无法完成莲花坐姿的话，可以将双腿并拢伸直，双手放于臀部的下方，靠手肘来支撑身体，确保上半身动作不变。

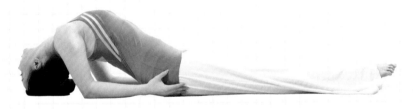

第3天：明眸善睐，让双眼更具神采

眼部瑜伽通过对眼睛周围进行按摩，促进眼周的血液循环，舒缓眼球的紧张感，消除眼睛的疲劳和胀痛感；对于眼白混浊、发黄及红血丝过多也有一定的缓解作用，让女性永葆善睐明眸。

瑜 伽 体 式
眼部
按摩式

· 美容小贴

促进眼部的血液循环，减轻眼袋、黑眼圈的程度，缓解眼球紧张，收紧眼睛周围的肌肤。

通过点压和按摩，刺激眼周穴位，对于保护视力有效果。

How To

- 取半莲花坐姿，挺直腰背，闭上双眼，均匀地呼吸，将双手的手指搓热。

- 将双手轻轻地刮动上下眼眶各20次。

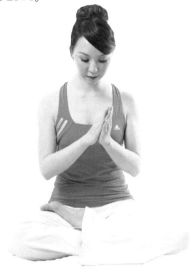
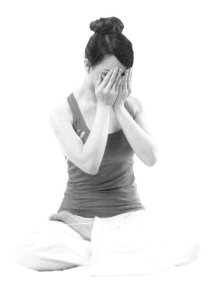

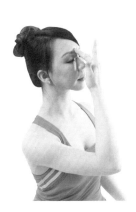 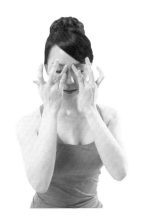

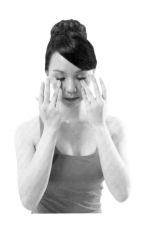 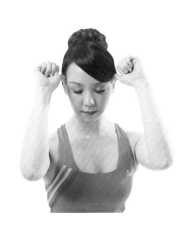

- 用右手中指和无名指按压印堂穴（眉头连线中点）数次，力度由轻到重。

- 双手的无名指分别按压攒竹穴（眉毛内侧的边缘），并进行打圈按摩。

- 双手的无名指分别按压承泣穴（瞳孔正下方，紧贴眼眶）。

- 双手的拇指按压两侧太阳穴，其余四指微微握拳，轻揉太阳穴20次。

重复次数
1次

眼保健功

·美容小贴

有效地舒缓眼球紧张和视觉疲劳，让双眸明亮有神。
消除身体的疲劳感，静心养神，放松身心，使人恢复活力。

How To

- 坐姿，挺直腰背，双手放在膝盖上，闭上眼睛，缓慢地深呼吸几次。

- 调整呼吸，双眼看向鼻尖，同时眨眼20次左右。

重复次数
1次

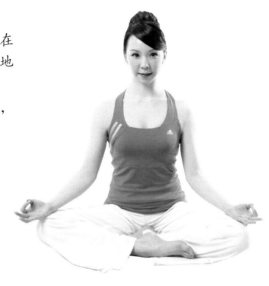

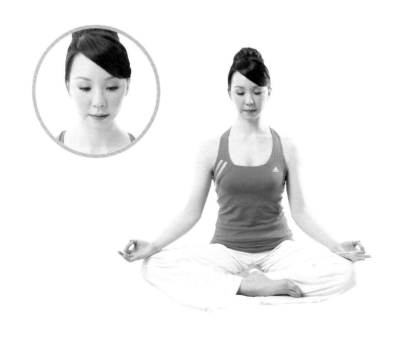

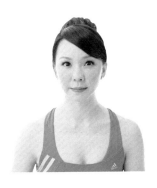
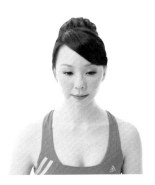
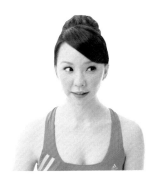
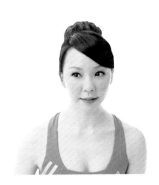

- 转动眼珠，分别看向上方、下方、左侧、右侧，视线在每个方向停留5秒，重复3次，最后眼珠回到正中。
- 保持头部不动，轻轻闭上双眼，让眼睛得到充分的休息，均匀呼吸，放松全身。

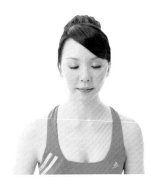

注意 整个练习过程中，要保持均匀而平缓的呼吸，不要憋气。可以在上下左右四个方向各确定一个使视线集中的物体，避免目光游离，削弱练习效果。

第4天: 紧致收敛，改善皮肤状况

斑点、粉刺等皮肤问题，都是因为肌肤细胞老化过快，来不及产生新的细胞进行补充而导致的。要经常对肌肤进行大清扫，从本质上进行调理，彻底解决肌肤问题。

瑜 伽 体 式

狮子一式

· 美容小贴

有助于排出体内堆积的毒素，使皮肤光滑有弹性，恢复年轻活力。

锻炼面部肌肉，预防松弛和下垂，延缓衰老，减少皱纹。

How To

● 取金刚坐姿，挺直腰背，双手自然放于大腿两侧，眼睛平视前方。

重复次数
3次

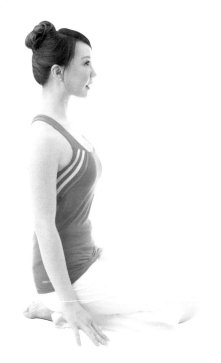

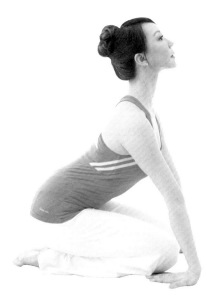

- 吸气，上半身慢慢地向前倾，双臂伸直，手肘不要锁死，双手手指朝向自己，撑于地面。

- 双膝着地，小腿并拢绷紧向后抬起。像狮子一般地睁圆眼睛，同时向外吐出舌头，尽可能伸长一些。呼气，抬头。眼睛注视眉心，喉咙中发出"啊啊"的吼声。

- 保持姿势30秒，回到初始姿势。初学者可保持金刚坐姿练习。

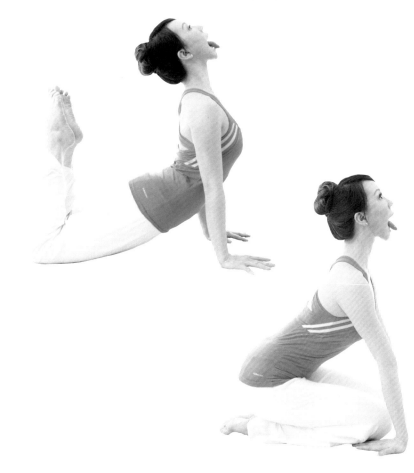

狮子二式

· 美容小贴

收紧面部肌肤，减少额头和眼角的细纹以及法令纹，促进面部血液微循环。

How To

- 取全莲花坐姿，双手分别放于左右膝盖处，挺直腰背，眼睛平视前方。

- 吸气，上半身前倾，腿部姿势不变。双膝跪地，上半身与地面平行，双手撑于肩部下方的地面上。

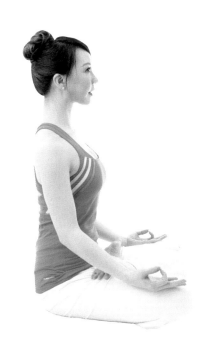

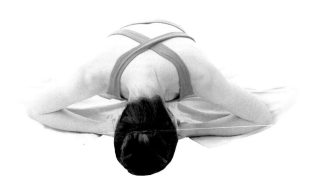

● 髋部向下压，背部向前上方伸展，头部向上抬起，张大嘴巴，舌头尽量向外伸长，眼睛睁大，望向眉心。保持姿势30秒，回到初始姿势。

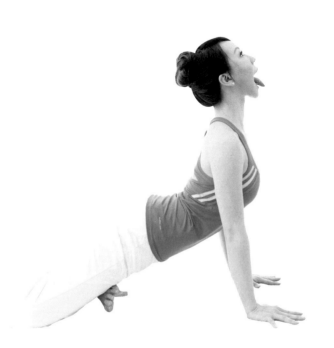

↓降低难度

练习时要保持臀部收紧。初学者做这个姿势可能有难度，取俯卧姿势练习即可。

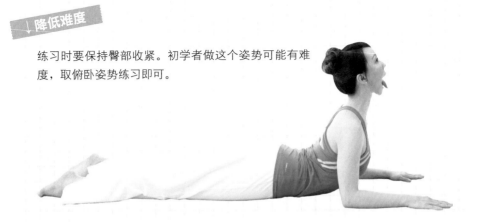

第5天: 锁水滋养，驻颜抗皱

脸部细胞的代谢相对缓慢，皮肤组织容易老化，并且容易堆积毒素，让肌肤出现凹陷，形成法令纹、皱纹等，老态尽显。简单的瑜伽练习，在任何时候都能进行，轻松留住美丽容颜。

瑜 伽 体 式

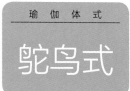

· 美容小贴

加快面部血液循环，滋养肌肤，缓解面部肌肉老化、下垂。

How To

- 站立，双脚分开与肩同宽，双臂自然垂放在身体的两侧，眼睛平视前方。

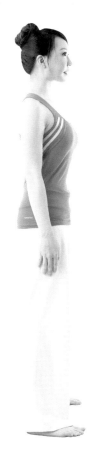

- 呼气，上半身向前弯曲，臀部向上，双手食指分别勾住大脚趾；吸气，头部向上抬，挺胸，眼睛注视前方。
- 呼气，上半身继续弯曲，尽量将头放于两膝的中间，上半身与腿部贴合。保持姿势3~5个呼吸的时间，缓慢抬起上半身，回到初始姿势。

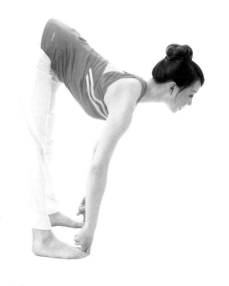

重复次数

3次

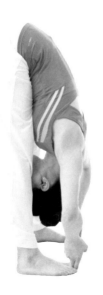

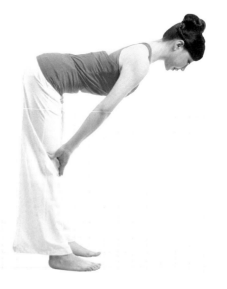

↓降低难度

屈身时背部要保持挺直，双腿不要弯曲。如果手心不能和脚掌相对，先抱住小腿以下部位即可，不要一下子让身体感觉有严重的拉伸感，以免折伤身体。

鬼脸瑜伽

· 美容小贴

充分地拉伸面部的肌肉，防止肌肤老化、下垂，保持细胞弹性，减少面部皱纹。

美化脸部和颈部的曲线，预防双下巴。

How To

- 简易坐姿，挺直腰背，双手放在大腿两侧。

- 将头向后仰，撅起嘴唇，好像在亲吻天花板，可减少嘴角纹，预防产生双下巴。

重复次数
3次

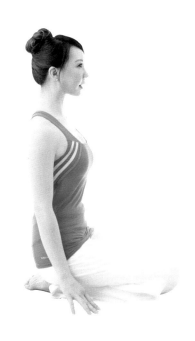

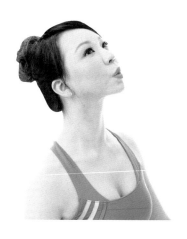

- 吸入空气，令腮帮鼓起，保持几秒钟后，将口内空气吐出。反复进行吸入和吐出的动作。
- 微笑，用食指和中指按住眼角的鱼尾纹，反向推动下眼睑的肌肉，以减少鱼尾纹。

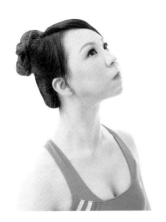
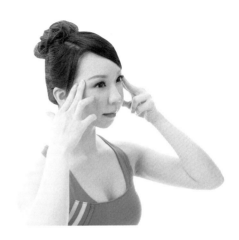

Point！

- 将每一步的动作都尽量做到位，使脸部的肌肉得到充分运动。运动完后，可轻拍或按摩脸部，令脸部放松。

第6天: 排除毒素，快速战"痘"

痘痘的出现通常预示着身体的内分泌失调，血液循环不畅，身体毒素过多。这些可恶的小疙瘩挤也挤不得，碰也碰不得，还是让瑜伽来帮忙吧。从身体内在调理出发，直击痘痘产生的根源，只留青春不留痘！

瑜 伽 体 式

拜日式

· 美容小贴

拜日式具有非常好的排毒功效，是解决面部色斑及痘痘问题的最佳瑜伽体式，并且非常适合早上习练。

How To

- 山式站立，挺直腰背，双手在胸前合十，眼睛平视前方。
- 吸气，向上伸直双臂，上半身向上延伸，向后仰。

重复次数
1次

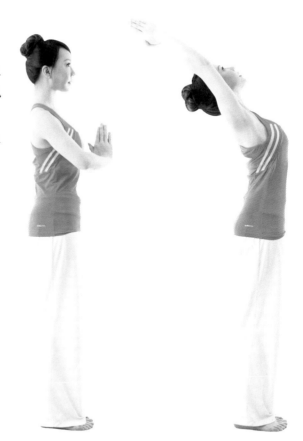

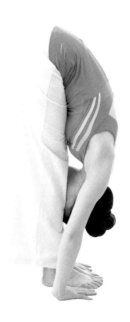

- 呼气，慢慢将上半身回到直立的状态，然后向前倾，上半身尽量靠近双腿。双手置于垫面，额头尽量触碰小腿。初学者可以微弯膝盖。
- 吸气，将身体向前，脊椎拉长，双手支撑在膝盖上。

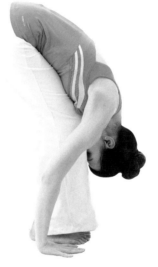

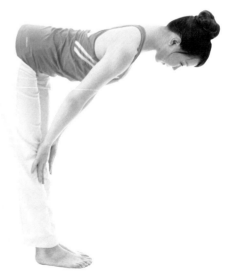

- 呼气，将双手着地，右腿向后伸直，左腿自然屈膝，感觉头顶到脚跟拉长，双臂扶于地面。
- 呼气，左腿向后伸展，与右腿一起伸直。
- 上半身向前落下，双臂伸直，手掌撑地，整个身体呈一条直线。

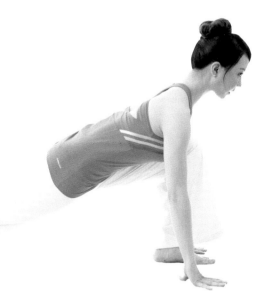

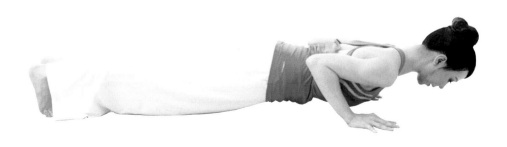

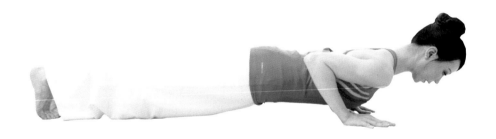

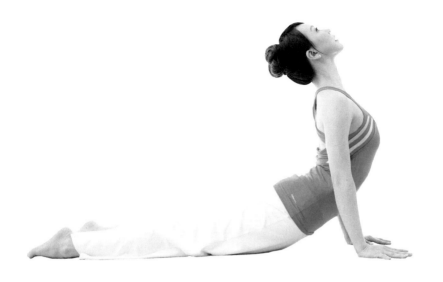

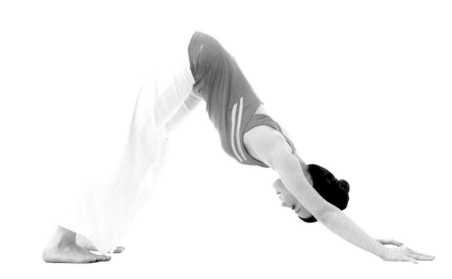

- 吸气，伸直双臂，下半身贴地，双手支撑地面，将脊椎延伸向上抬起，抬头向上看。（不可压折脊椎）

- 呼气，双脚与肩平行，脚掌着地，臀部向上抬起。上半身向前俯，头低下，位于两臂之间，身体呈倒"V"形，下犬式。

- 吸气，将脊椎再延伸，呼气时将右脚向前伸，落于两臂之间，膝盖不要超过脚尖。上半身向前伸展。

- 呼气，双手在双脚两侧撑地，重心移于右腿，收回左脚与右脚并拢。

- 吸气，抬起上半身，臀部如坐在后方的椅子上。双膝弯曲，双臂向斜前伸展，幻椅式。

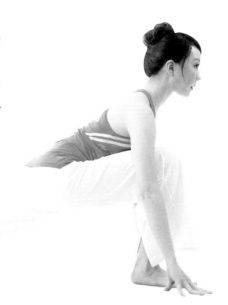

注意 膝盖不要过脚尖，以免膝盖受力过大。

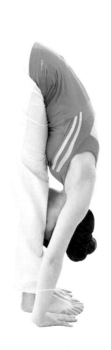

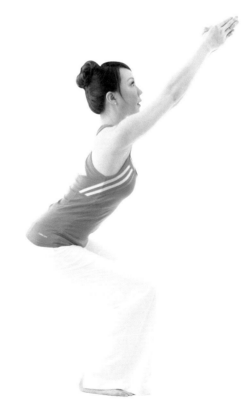

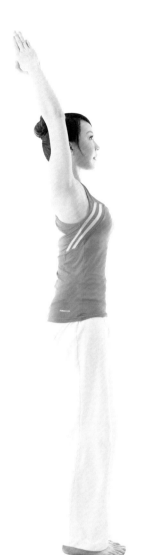

- 呼气，站起。
- 双手在胸前合十，放松全身。

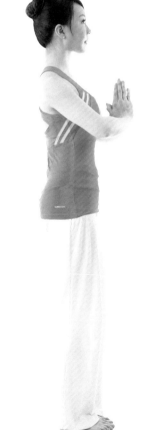

> **Point！**
>
> • 动作5也可以选择这么做：吸气，双膝着地；呼气，弯曲双臂，手肘与背部平齐。胸部和下巴着地，髋部和腹部抬离地面，臀部向上方。

清凉
呼吸法

·美容小贴

净化血液，排出体内的毒素，淡化面部的色斑，去除痘痘。

How To

● 取任意坐姿，双手自然地放
  于膝盖上，挺直腰背，轻轻
  闭上双眼。

重复次数
2次

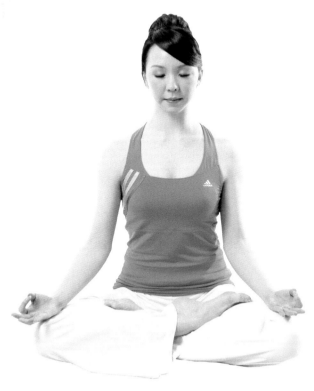

- 将舌头伸出嘴外，卷成管状，用卷起的舌头和嘴进行呼吸，发出"嘶嘶"的声音。尽量长时间地吸气、屏息，通过鼻孔缓慢地将气体呼出。呼吸数次后，将舌头收回。

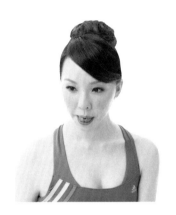 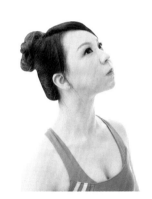

Point！

• 要选择安静、通风条件较好的地方进行练习，这样有助于安心养神。练习时要保持腰背挺直，使气血畅通。

第7天： 完美焕肤，下"斑"不留痕

除了先天遗传因素外，体内的激素分泌失调，新陈代谢缓慢都会使身体处于敏感状态，使色素沉积加剧。因此，出门在外一定要备好防晒用品，回家习练美白祛斑瑜伽，让肌肤润白透亮，没有瑕疵。

瑜 伽 体 式

束角式

· 美容小贴

促进腹部的血液循环，按摩和滋养卵巢，改善月经不调，调节内分泌。
增加腿部关节的韧性，拉伸大腿内侧的肌肉，使双腿更灵活。

How To

● 坐姿，挺直腰背，双肩展开。弯曲双膝，使掌心相对，双手握住脚尖，将双脚拉近海底轮。

重复次数

3次

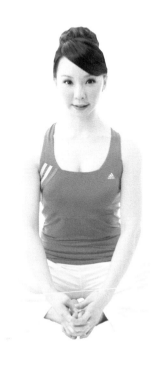

- 吸气，向上伸展脊柱。呼气，上半身向前倾。双手手肘打开，将膝盖撑开。保持姿势30秒。
- 柔韧度较好时可使身体尽量向下压，使脊柱和背部与髋关节都得到伸展。

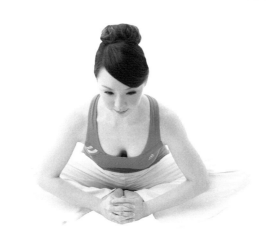

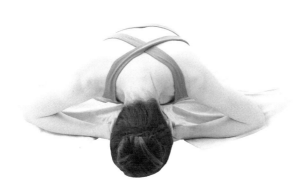

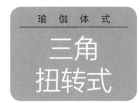

三角
扭转式

·美容小贴

按摩腹部器官，促进身体血液循环，减少毒素的堆积，调节
内分泌系统。

How To

● 站立，挺直腰背。双脚分
开大约两肩宽，双臂向两
侧平举，眼睛平视前方。

重复次数
3次

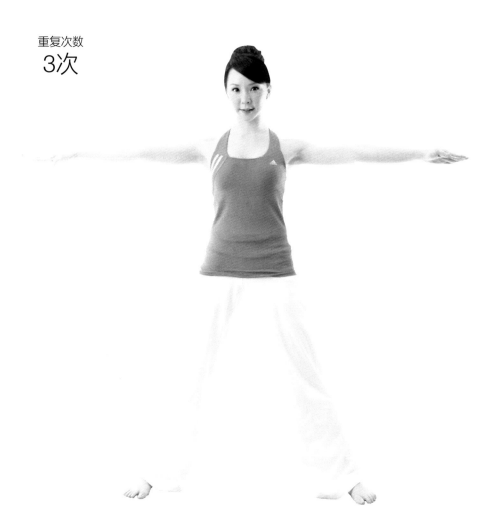

● 右脚尖向右侧转动，左脚尖
稍微内收。调整呼吸，呼气
时，上半身向左，右手握住
右脚的脚踝，左手向上伸
展，与地面保持垂直，眼睛
望向左手的方向。保持姿势
30秒。

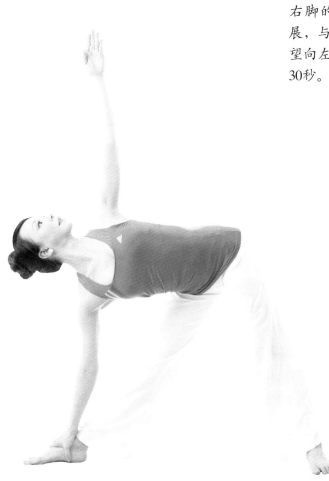

Point！

• 这个姿势使腹部器
官得到收缩，帮助消
化。能够促进腹部和
脊椎的血液循环，使
这些部位更加有活
力。这个姿势还有助
于排除肠内的废
物。但是患有头痛、
高血压、低血压、失
眠的人不宜练习此
体式。

● 将左手放于右脚前方，身体从腹部向后旋转，右手向上伸长。眼睛望向右手指尖方向。保持姿势30秒。

● 回到初始姿势，反方向练习，左右轮换，重复3次。初学者可以瑜伽砖辅助。

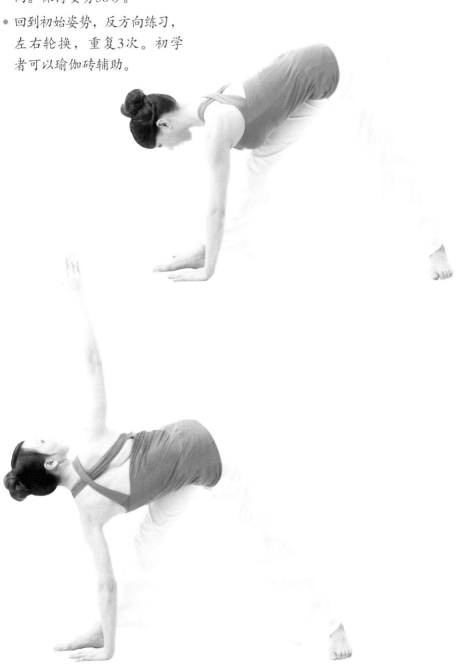

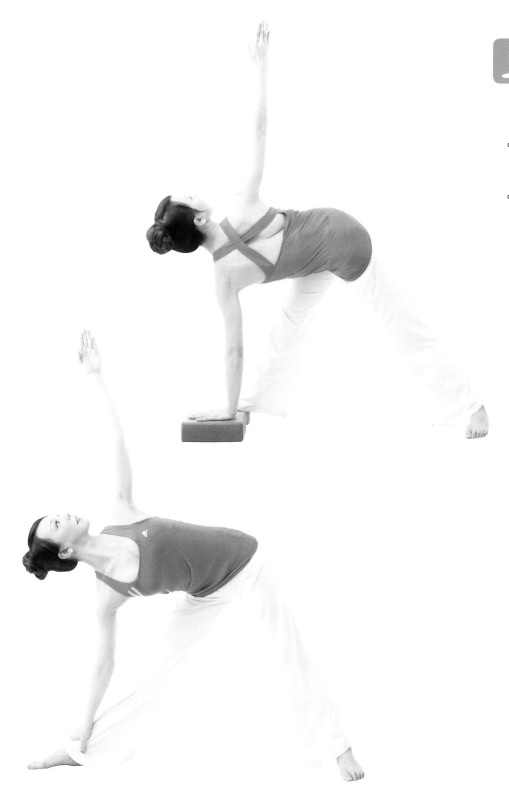

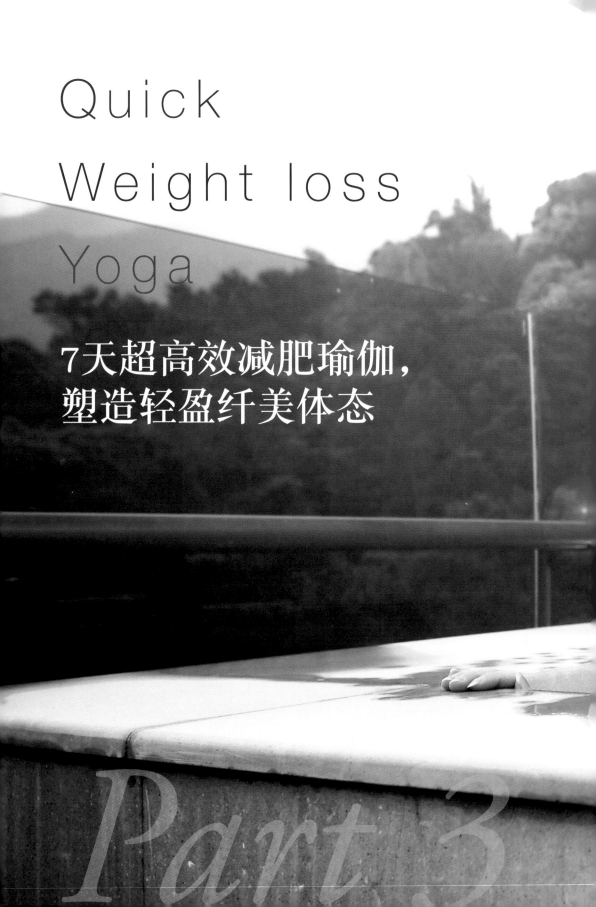

Quick
Weight loss
Yoga

7天超高效减肥瑜伽，塑造轻盈纤美体态

Part 3

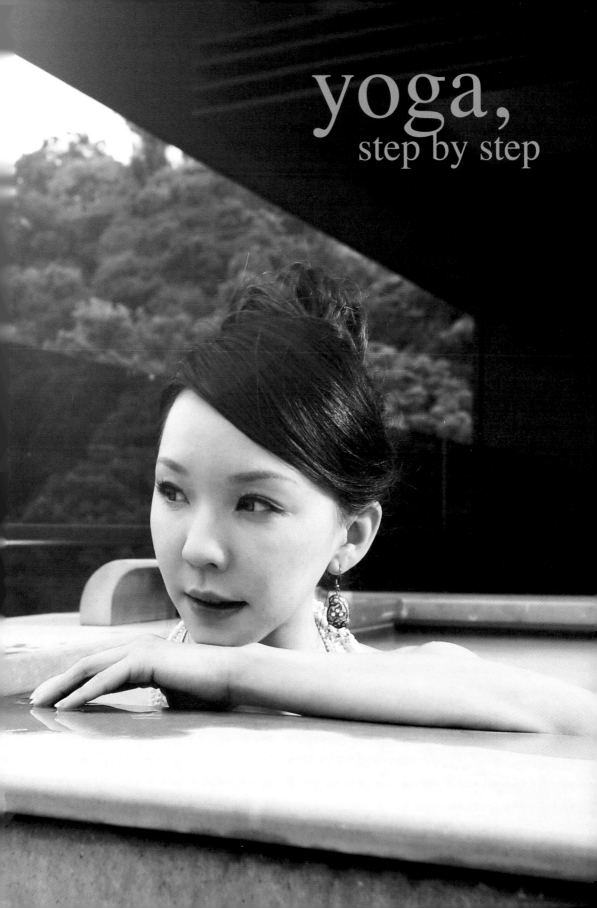

yoga,
step by step

第1天： 活化细胞，收紧全身肌肉群

第1天最好练习针对基础肌肉群的体式，不仅可以有效加强基础肌群的耐力，更能调节各个腺体的分泌作用，使之趋于平衡，让全身细胞得到激活与新生。同时，有效避免毒素和脂肪堆积，全面调节身心，为7日快速瘦身奠定一个良好基础。

瑜 伽 体 式

V字式

· 瘦美小贴

有效拉伸腿部肌肉群，使大腿变得修长、小腿变得纤细。

缓解紧张情绪，充分放松身体与关节。

How To

● 端坐在垫子上，双膝并拢弯曲，膝盖向胸部靠拢，双手分别抓住大脚趾，调整呼吸。

重复次数

3次

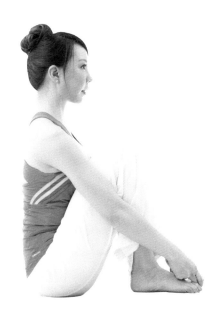

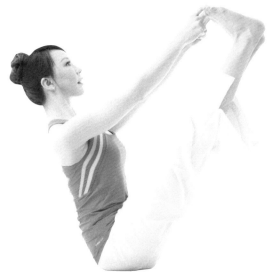

- 吸气，双手带动双腿慢慢抬起，直至双腿感到紧绷，脊椎延伸。
- 保持平衡，双手勾住大脚趾，将双腿慢慢向两侧打开，仍旧以臀部为支撑点，保持手臂、腿部绷直，成V字形。保持姿势10秒。
- 慢慢放下双腿，还原坐姿，放松全身。初学者可将双腿弯曲。

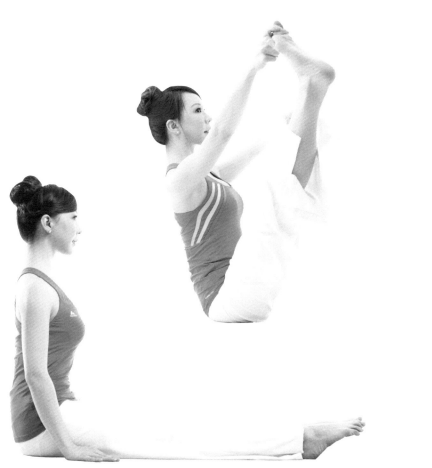

人面狮身式

· 美容小贴

促进脊柱区域的血液循环，消除身体的疲劳感，恢复神清气爽的精神状态，为身体重新注入活力。

拉伸背部肌肉群，有效改善脊柱关节的歪斜现象，让身姿挺拔。

How To

- 俯卧，双腿伸直，脚背着地，双臂自然地放于身体的两侧。

- 深呼吸几次，呼气时，弯曲手肘，双手肘撑住胸部两侧的地面，将上身撑起离地，头部抬起，眼睛看向前方。保持20秒。

- 两上臂撑住地面，头尽量向后方仰起。

重复次数
2次

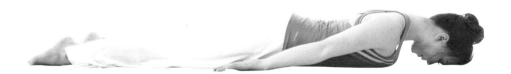

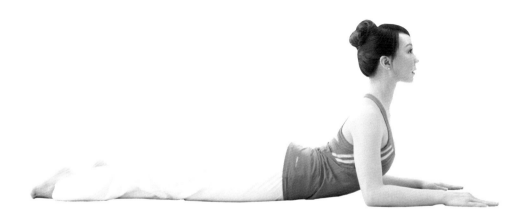

Point !

* 注意呼吸的频率和
节奏是这个体式的重
点，通过呼吸让全身
处于放松的状态。
* 患有肩关节炎、手
腕关节炎以及严重背
痛的人最好不要练习
这个体式。

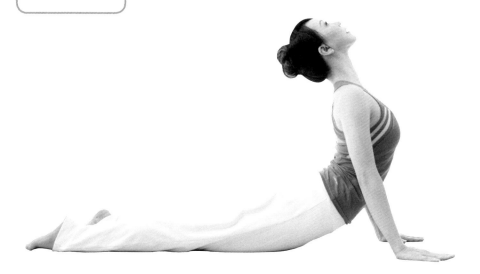

·瘦美小贴

可有效伸展腰腹部、胸部、颈部和肩膀处肌肉群，提高全身
细胞代谢率。

按摩腹腔脏器，提高肝脏和肾脏排毒功能、提高身体平衡性。

How To

● 取简易跪姿于地面，球放于
身体的右侧，右手放在球面
上，调匀呼吸，将身体朝与
球的方向滑动，使球与右手
的腋下相触，将上半身的重
心放于球上。

重复次数
3次

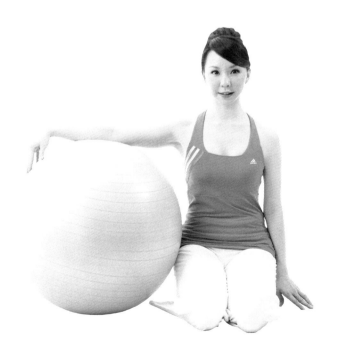

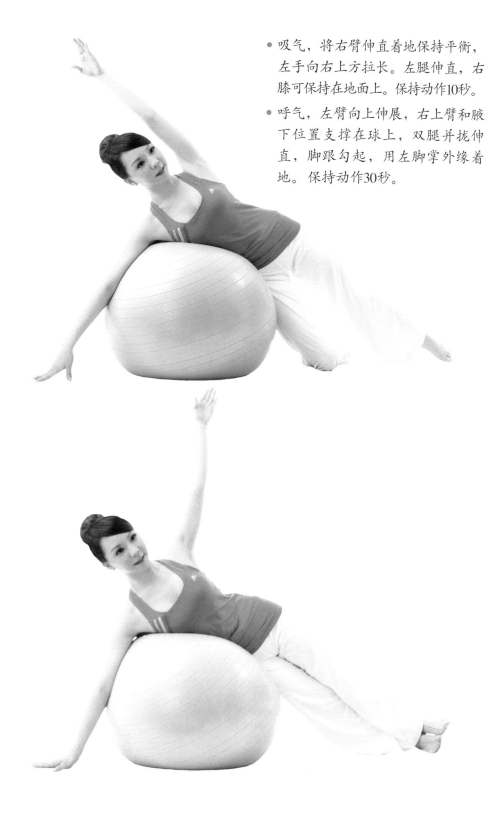

- 吸气，将右臂伸直着地保持平衡，左手向右上方拉长。左腿伸直，右膝可保持在地面上。保持动作10秒。

- 呼气，左臂向上伸展，右上臂和腋下位置支撑在球上，双腿并拢伸直，脚跟勾起，用左脚掌外缘着地。保持动作30秒。

后仰式

· 瘦美小贴

脊柱得到伸展，增加脊柱关节的柔韧性，使身姿挺拔纤直，仪态更加优美。

有效地拉伸面部和颈部的肌肉，紧致双臂和双腿，美化四肢。

How To

- 山式站立，双腿与肩同宽，挺直腰背，双手放于髋关节上，均匀呼吸。

- 将双臂慢慢向上伸直，双手在头顶的上方合十。

重复次数
3次

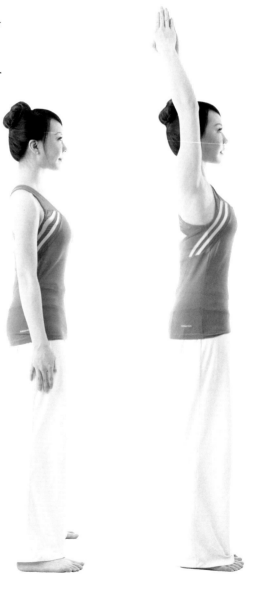

Point！

• 注意将身体尽量地向后仰，达到力所能及的最大程度，同时保持提肛收腹的状态。初学者在后仰时要注意保护好自己的背部肌肉，并且要保持均匀的呼吸，不要屏住呼吸。

• 头部上仰，将下巴朝上方拉长。保持30秒。

• 从腰部开始，上半身向后弯曲，感受脊柱从下至上一节一节弯曲，眼睛望向上方。保持姿势30秒或更长。

• 从腰部开始，将脊柱一节一节收回，回到初始姿势，放松全身。

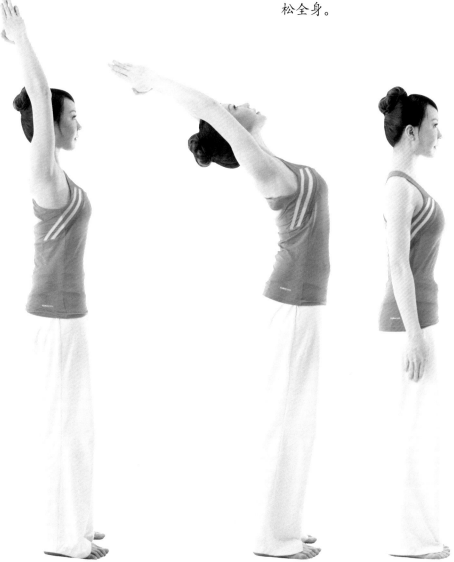

· 瘦美小贴

刺激肾脏，促使其排出多余的水分和毒素，缓解全身浮肿。加强肠胃的运动，增加腹部的血液循环速度，缓解消化不良和便秘。

How To

- 仰卧，两腿伸直、并拢，双臂自然地放在身体的两侧，掌心朝下，均匀地呼吸。
- 膝盖并拢，弯曲双膝与肩同宽，两手臂不动。

重复次数
3次

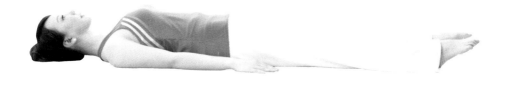

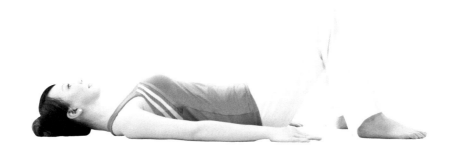

- 吸气时从尾椎、腰椎一节节向上抬起，停留在肩胛骨的上缘。
- 保持肩背部和双臂着地，膝盖向斜前方延伸。保持姿势20秒，自然呼吸。
- 呼气，再慢慢将腰背部放回地面，放松全身。

Point !

- 完成动作后放下身体时要缓慢，从背部、腰部到臀部依次进行，不要突然放下，以免给脊椎造成过大压力，拉伤腰背肌肉。

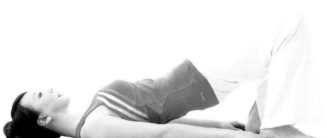

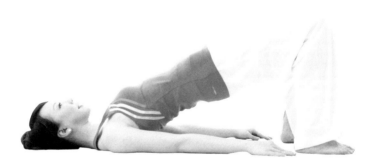

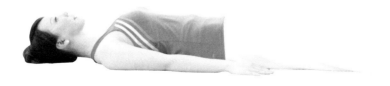

Quick weight loss Yoga

眼镜蛇式

·瘦美小贴

使胸部和腹部等部位受到锻炼和加强，平衡腺体活动，增强消化功能，消除便秘。

伸展和拉伸脊柱，使后腰背部肌肉紧实，塑造优美的背部线条。

How To

● 俯卧，双腿伸直，双臂自然放于身体的两侧。

● 双手手肘向后向下用力，吸气时，带动颈部、肩膀、胸部依次抬离地面。保持姿势30秒。

重复次数
2次

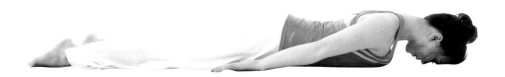

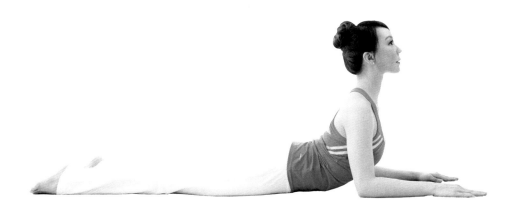

- 慢慢地伸直手臂，用手臂与背部的力量使头部、颈部、肩部和腰部依次离开地面。呼气，头向上仰，眼睛看向上方。保持姿势30秒，再慢慢放下来。
- 回到初始姿势，将头部枕于手背，放松全身。

Point!

· 在练习过程中，应该用背部的力量使上半身离开地面，感觉脊柱在一节一节地往上伸展。
· 双腿要保持伸直，臀部肌肉放松，提肛收腹，让脊椎更加延伸。

Quick weight loss Yoga

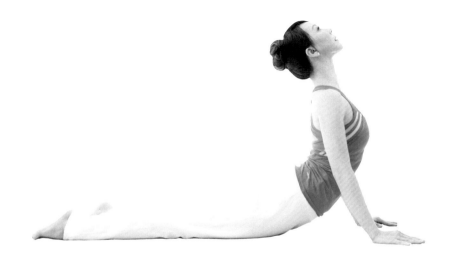

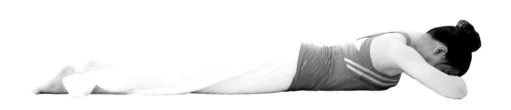

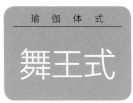

瑜 伽 体 式

舞王式

· 瘦美小贴

让全身肌肉都得到拉伸，活化整体细胞群，有效消除各部位的赘肉。

提高身体的平衡力和柔韧性，使身姿优美挺拔，尽显曲线。

How To

- 山式站立，双腿伸直并拢，双手自然地垂放在身体的两侧，双眼平视前方。

- 向后弯曲右膝，右手抓住右脚脚背，使膝盖垂直指向地面，左臂向前伸直。

重复次数
2次

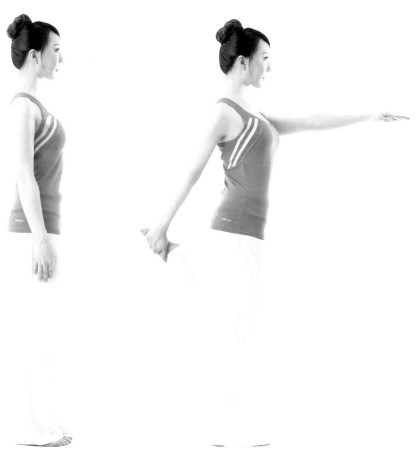

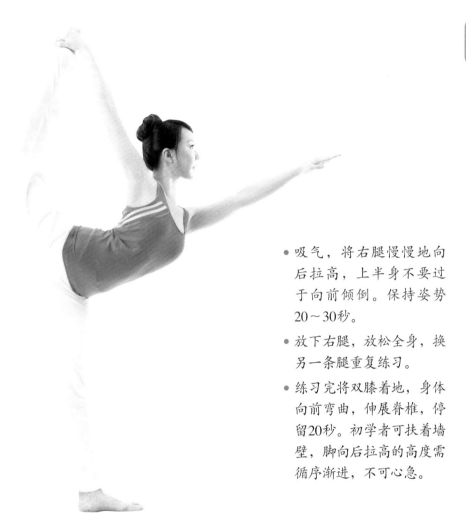

- 吸气，将右腿慢慢地向后拉高，上半身不要过于向前倾倒。保持姿势20～30秒。

- 放下右腿，放松全身，换另一条腿重复练习。

- 练习完将双膝着地，身体向前弯曲，伸展脊椎，停留20秒。初学者可扶着墙壁，脚向后拉高的高度需循序渐进，不可心急。

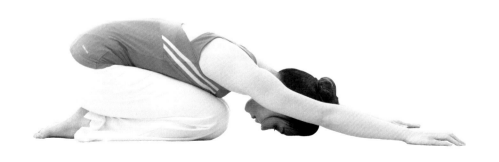

虎式

· 瘦美小贴

畅通下半身的血液循环，有效减少臀部、大腿、小腿处的赘肉。

紧实腿部肌肉群，对塑造匀称的下半身线条很有帮助。

How To

- 跪坐，臀部放于脚后跟上，双手自然地放于身体两旁，均匀地呼吸。

- 两手撑地，臀部离开脚后跟。双腿分开与肩同宽，大腿与地面垂直。手掌分散手腕的力量，手肘不可锁死。腹部微收，将头顶、尾椎尽力拉长。

重复次数

2次

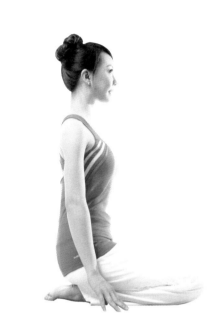

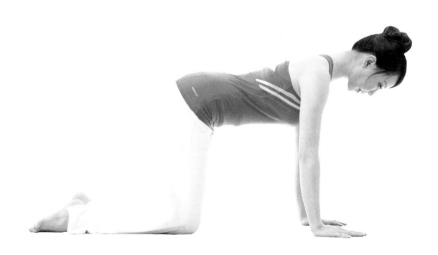

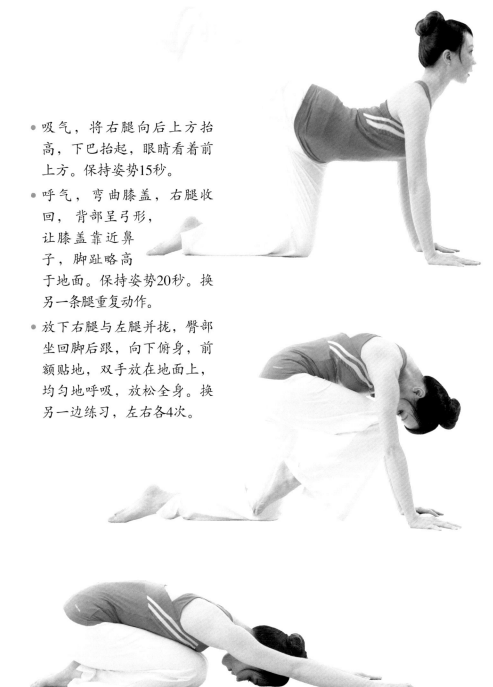

- 吸气，将右腿向后上方抬高，下巴抬起，眼睛看着前上方。保持姿势15秒。

- 呼气，弯曲膝盖，右腿收回，背部呈弓形，让膝盖靠近鼻子，脚趾略高于地面。保持姿势20秒。换另一条腿重复动作。

- 放下右腿与左腿并拢，臀部坐回脚后跟，向下俯身，前额贴地，双手放在地面上，均匀地呼吸，放松全身。换另一边练习，左右各4次。

倒立
三角式

· 瘦美小贴

促进血液循环，滋养全身，紧致肌肉，增强活力。
滋养头皮和发根，改善发质，防止脱发。

How To

- 跪坐，双脚并拢，臀部放于
  脚后跟上，双手自然地放于
  大腿两侧。

- 调整呼吸，上半身向前俯
  身，前额触地。双臂伸直，
  双手置于头部正前方的两
  侧，手掌撑地。

重复次数
2次

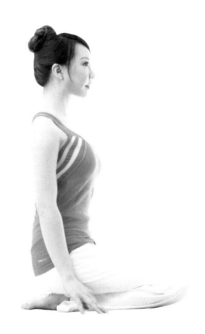

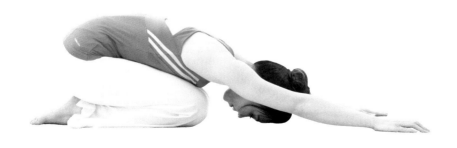

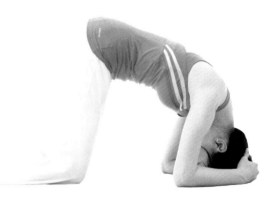

- 吸气，弯曲手臂，双手十指交叉抱住后脑勺，慢慢地将臀部向上抬高。

- 伸直双膝，使腿部绷紧，用双手、头部以及双脚支撑全身的重量。整个身体呈倒"V"形。保持姿势30秒。

- 弯曲双膝，臀部坐回脚后跟上，双肘及前臂着地，双手握成空心拳，上下重叠在一起。将额头枕在拳眼上，放松全身，并慢慢回到初始姿势。

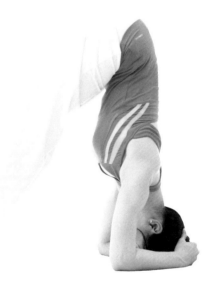

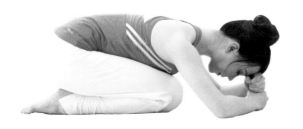

卧英雄式

·瘦美小贴

伸展大腿肌肉群，拉伸韧带，使关节变得更加有韧性。
消除腿部的疲劳及疼痛症状，使双膝和脚踝肌肉、韧带得到
锻炼。

How To

- 跪坐，双脚分开放于臀部的
  两侧，脚掌朝上，双手自然
  放于身体的两侧。

- 调整呼吸，呼气时，上半身
  慢慢地向后仰，双手和前臂
  撑在地面上，手掌分别放在
  两脚的脚掌上，身体的重心
  落于肘关节。

重复次数
3次

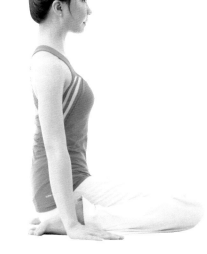

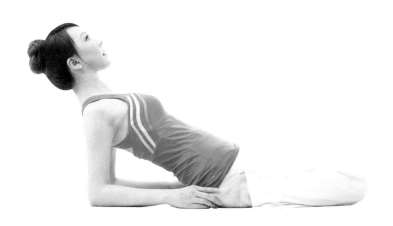

- 上身继续向后仰，双肘支撑身体，直到身体碰到地面。保持2～3个呼吸的时间。
- 双手向头部后方伸展，双臂伸直，掌心朝上。保持姿势20秒，放松全身。

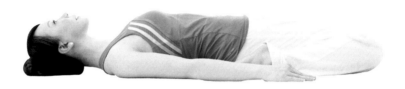

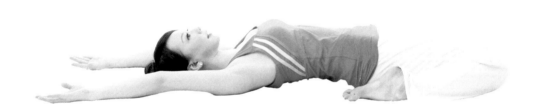

Point！

- 上半身向后着地的过程要缓慢地进行，一定要将身体的重量放在手臂上，否则容易拉伤肩颈部的肌肉。
- 第4步中，手臂向后方伸展时，要保持肩胛骨贴于地面。

第2天: 排浊+净化肌体，加速新陈代谢

脂肪之所以会堆积，是因为人体的代谢速度跟不上脂肪生成的脚步。摄食过多垃圾食品、运动量锐减、身体体质每况愈下等，都会导致体内"积蓄物"越来越多，继而引发便秘等毒素危害，妨碍身体各器官的正常活动，让脂肪的消耗速度变慢。

瑜 伽 体 式

花环式

· 瘦美小贴

挤压和按摩腹内器官，增强消化系统的功能，消除便秘和消化不良，减少体内废物的沉积。

促进骨盆内血液循环，改善月经失调及由此引发的背部酸痛。

How To

- 双腿并拢蹲于地面，脚尖稍向外打开。吸气，上身微微向前倾，双臂向前平举，掌心向下，眼睛平视前方。

重复次数
3次

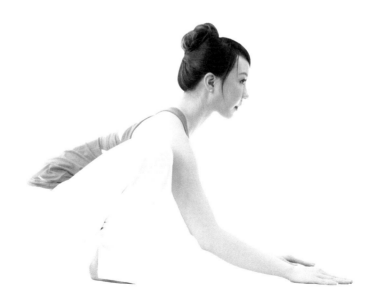

- 呼气，两脚跟靠拢，两腿膝盖尽量分开，上身从两腿间向前倾，双臂分别经小腿外侧向内伸展，抓住双脚脚踝，向下低头，额头触碰地面。保持姿势30秒。
- 双手松开脚踝，恢复山式站立，放松全身。

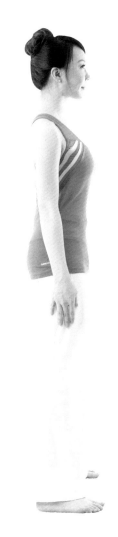

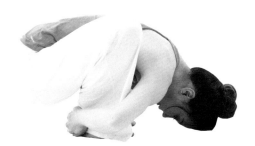

若双手无法抓握脚踝，可将手肘向前着地，头部朝向地面即可。

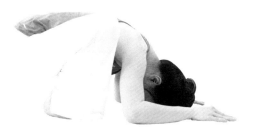

叭喇狗式

· 瘦美小贴

促进全身的血液循环，减少身体内部毒素的堆积，消除局部区域的水肿现象。

伸展脊柱，拉伸腿部的肌肉，让身体线条更加修长匀称。

How To

● 站立，挺直腰背，两腿伸直、并拢，保持均匀的呼吸，双眼平视前方。

● 两脚分开与两肩同宽，双臂朝向两侧平举，保持均匀的呼吸。

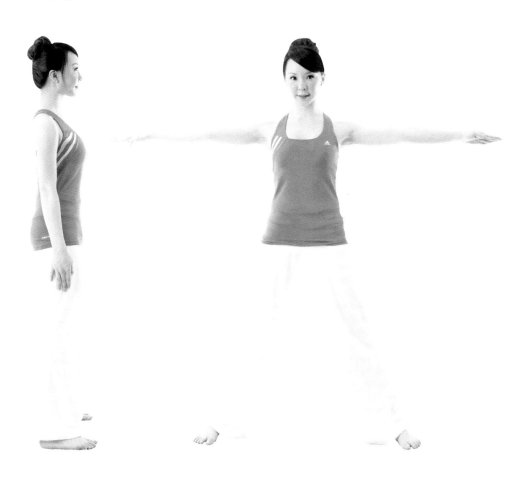

- 上半身向前弯曲，使头顶触地，将双手贴在背部，双手合十，手指指向地面方向。保持姿势15秒，回到初始姿势，放松全身。
- 初学者先练习将双手在后方合十即可。

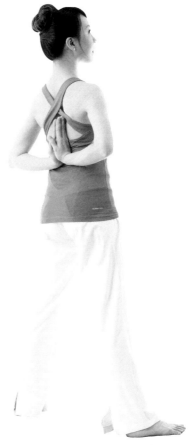

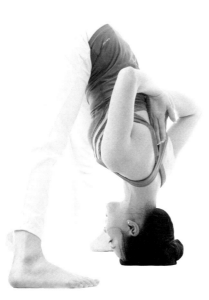

瑜 伽 体 式

半月式

·瘦美小贴

消除侧腰、臀部外侧及大腿外侧的多余脂肪，紧实双臂肌肉。伸展脊柱及其周边区域的肌肉与组织，增加关节柔韧度；改善肩背疼痛和下半身血液循环不良的状态。

How To

- 站立，双脚分开至两肩宽，挺直腰背，双手合十于胸前，均匀地呼吸。
- 吸气，将双手合十向上伸展。

重复次数
2次

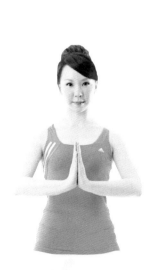

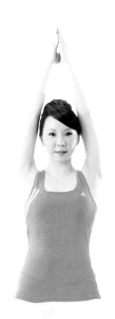

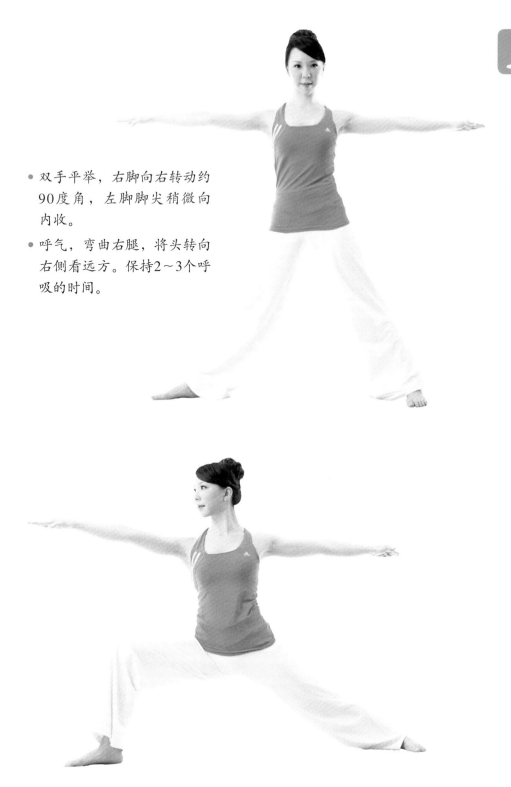

- 双手平举，右脚向右转动约90度角，左脚脚尖稍微向内收。

- 呼气，弯曲右腿，将头转向右侧看远方。保持2～3个呼吸的时间。

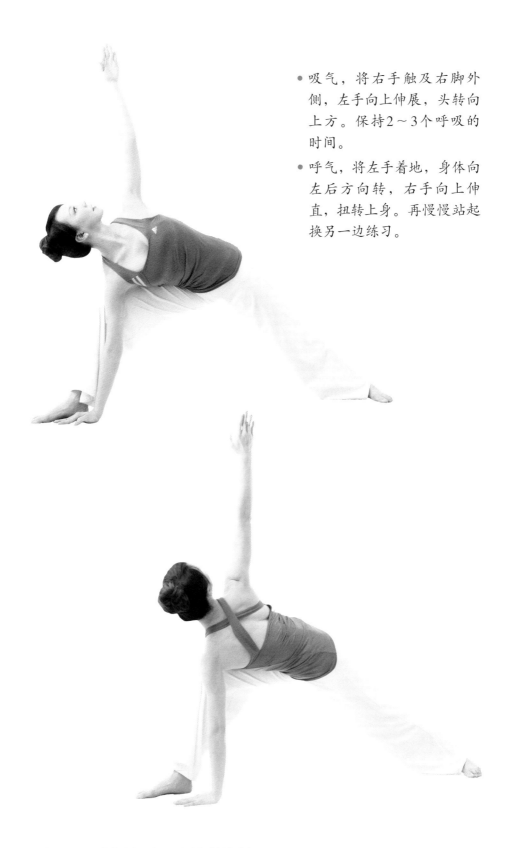

- 吸气，将右手触及右脚外侧，左手向上伸展，头转向上方。保持2～3个呼吸的时间。

- 呼气，将左手着地，身体向左后方向转，右手向上伸直，扭转上身。再慢慢站起换另一边练习。

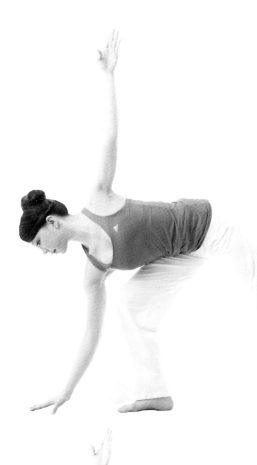

增加难度↑↑

∷将右手手掌移至右脚掌前一步远。调整呼吸，呼气时，左腿抬离地面，同时将右腿和右臂慢慢地伸直，左腿也尽量地向上方伸展，使之与地面平行。双肩和胸部略微向右转，以保持平衡。保持姿势20秒。

∷调整呼吸，将左腿和左手慢慢地放下，回到初始姿势，轻轻抖动四肢，放松全身，换另一边重复动作。

患有头痛、眼疾、腹泻、静脉曲张者以及孕妇最好不要练习此体式；高血压患者练习时眼睛要始终保持平视。

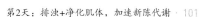

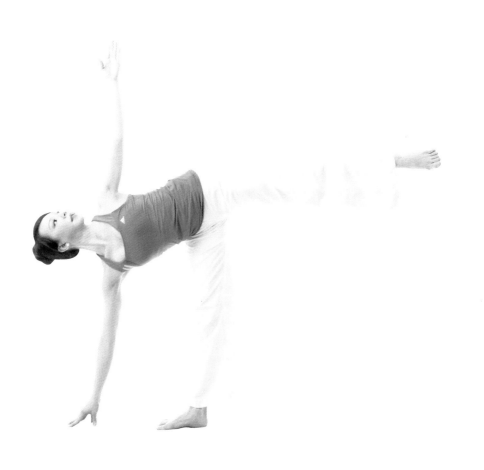

↓ 降低难度

在右脚掌前放上一块瑜伽砖，以降低身体向下弯曲的幅度，有助于前倾的身体保持平衡，降低动作难度。

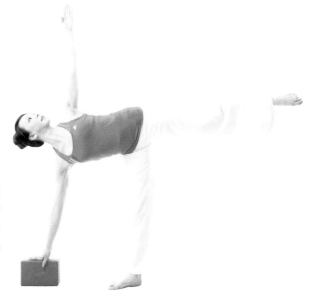

任何人都能练习瑜伽，你不需要特殊的设备或者衣服，只需一个小小的地方和一个强烈的希望，就会有一个更加健康、充实的人生。

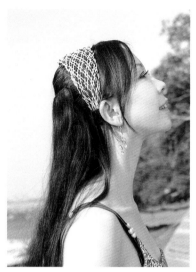

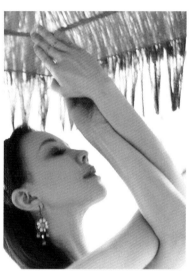

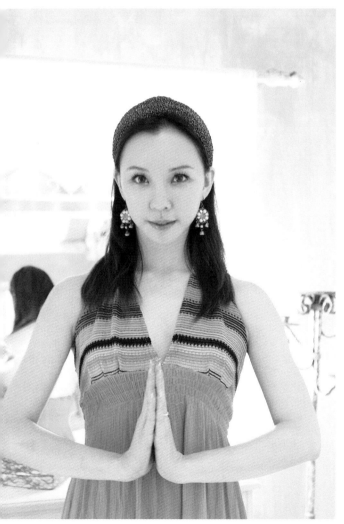

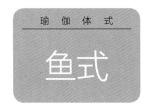

瑜 伽 体 式

鱼式

·瘦美小贴

疏通上半身经络，使身体得到充分伸展，保持呼吸的通畅。消除颈部和背部的疲劳，防治颈椎病。

How To

- 莲花坐姿，双手扣住大脚趾，双眼平视前方，均匀地呼吸。

- 将身体逐渐向后仰，双臂弯曲，肘部着地支撑身体，身体后仰至头顶着地，尽量将胸部抬高，背部离地，眼睛向上看。保持姿势15秒，放松全身。

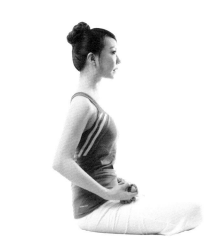

重复次数
2次

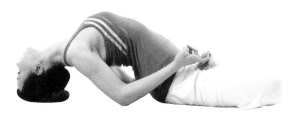

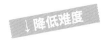
↓降低难度

不能很好运用全莲花坐姿的人，可将双腿伸直、并拢，让背部腾空，使臀部和头部支撑身体，以达到运动上半身的目的。

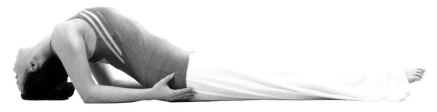

瑜 伽 体 式

炮弹式

·瘦美小贴

加强腹部的肌肉锻炼，有效按摩腹内脏器，加强消化和排泄功能，彻底排毒。

净化血液，排出体内废气，改善便秘症状，提亮肤色。

How To

- 仰卧，两腿伸直、并拢，双臂自然地放在身体的两侧，掌心朝下，均匀呼吸。

- 吸气，双腿并拢弯曲，大腿尽量靠近腹部，小腿和双脚都保持紧绷状态，双手交叉环抱双腿。

- 呼气，以后背为支撑点，将双腿尽量拉向身体，向上抬头，使头部和肩部离开地面，鼻尖尽量去触碰膝盖。保持姿势20秒，将头和双腿放回地面，放松全身。

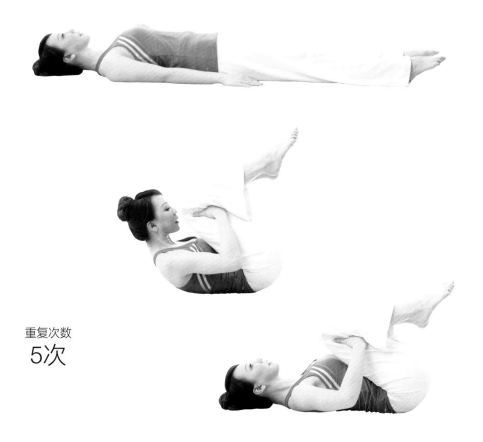

重复次数
5次

肩倒立式

· 瘦美小贴

按摩腹内器官，排出体内毒素，解决便秘及腿部水肿问题。促进血液循环，增加血液中血红蛋白的数量，使身体的各个部位都充满活力，并消除紧张、心烦等不良情绪。

How To

- 仰卧，两腿伸直、并拢，双臂自然地放在身体的两侧，掌心朝下，均匀呼吸。

- 吸气，双手按住地面，使双腿慢慢地抬高至与地面呈90度角，双腿伸直，膝盖尽量不要弯曲。

- 呼气，利用腰腹和双手的力量，将下背部和臀部依次抬离地面，使双腿向头部方向伸展，并让两脚脚尖在头部上方点地。

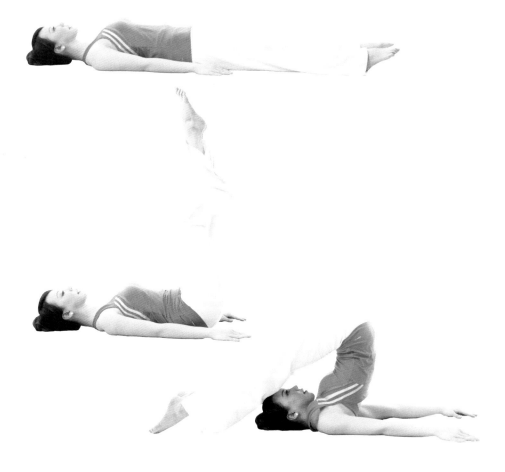

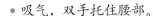

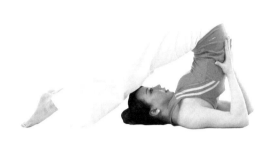

- 吸气，双手托住腰部。
- 上臂贴地支撑起身体，臀部继续抬高，双腿向上举高并伸直。
- 使双腿、臀部、腰背部呈一条直线并与地面垂直。保持姿势30秒。
- 放下双腿和双手，将膝盖弯曲，双手环抱于胸前，调整呼吸，放松全身。

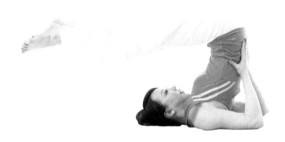

重复次数
2次

Point！

• 将身体放回地面时，动作应尽量缓慢，应按腰背、臀部、双腿的顺序依次放回地面，以免造成背部损伤。

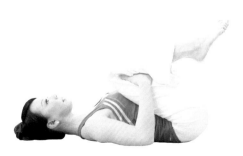

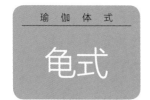

瑜 伽 体 式

龟式

·瘦美小贴

调节自律神经，缓解精神的紧张和烦躁，提高身体代谢力。促进脸部血液循环，增加肩关节的柔韧性，消除颈肩部位的僵硬，预防颈椎病，消除腹部多余脂肪，收紧腹部。

How To

- 坐姿，双腿向前微弯，双手自然地放在双膝上方，挺直腰背，均匀呼吸。

- 双腿向外侧打开，右臂从右腿内侧向外伸出，左臂从左腿内侧向外伸出。

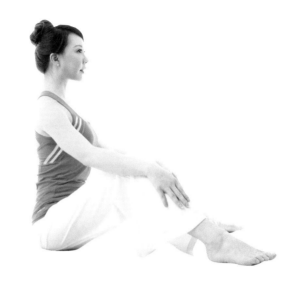

重复次数

2次

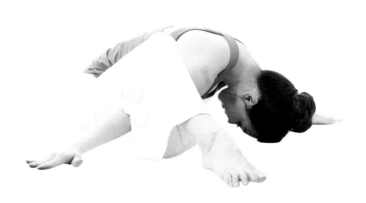

- 双手伸直并向两侧伸展，身体尽量向下俯，下巴努力靠近地面，拉伸颈部。保持姿势10秒，
- 起身回到坐姿，放松全身。

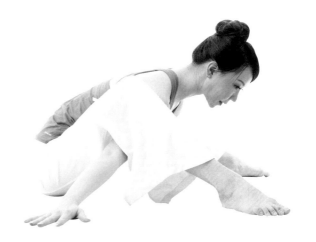

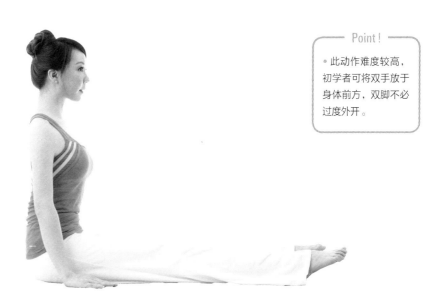

Point !

- 此动作难度较高，初学者可将双手放于身体前方，双脚不必过度外开。

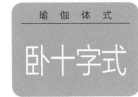

瑜 伽 体 式

卧十字式

·瘦美小贴

按摩、挤压腹内的器官，有助于加强消化系统和排泄系统功能，清洁肠道，消除便秘。

How To

- 仰卧，两腿伸直并拢，双臂在身体两侧伸直，掌心朝下，五指分开，均匀呼吸。
- 呼气，缓缓将双腿抬高与地面呈90度角，眼睛望向脚尖的方向；吸气，将脊椎与双腿延伸。

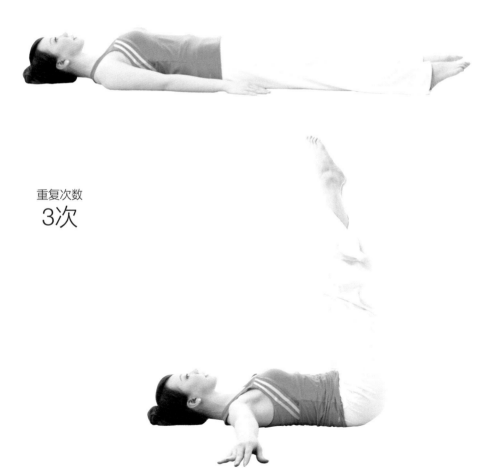

重复次数
3次

- 呼气，慢慢将双腿向身体的右侧落下，上半身始终不动，同时将脸部转向左侧，手臂和肩膀都不离开地面。

- 吸气，双腿回到正中的位置；呼气，再慢慢向身体左侧落下，并将脸部转向右侧。保持动作10秒，回到初始姿势，放松全身的肌肉。

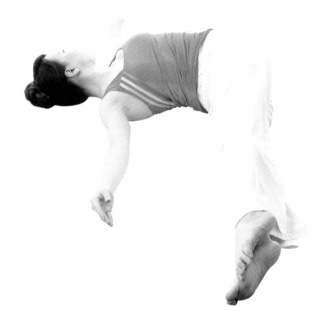

Point !

· 练习过程中一定要将腹部收紧，同时，上半身不要随腿部左右摇晃，更不能让手臂和肩部离开垫面。

第3天：核心肌肉群训练，消减体内脂肪

核心肌肉群围绕着身体内部非常重要的消化及排泄器官，通过对核心肌肉群的锻炼，也能更好地按摩这些器官，促进血液循环，逐步加强器官的功能，达到增强体质的目的；同时也能够减少脂肪围积，塑造优美的身体曲线。

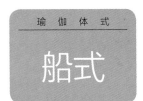

瑜 伽 体 式

船式

· 瘦美小贴

减少腰腹赘肉，使腰腹部更加紧实，并能够有效地按摩腹部器官，促进肠道蠕动，增强消化功能。
调理神经系统，缓解压力，消除紧张情绪。

How To

- 仰卧，两腿伸直打开约与肩同宽，双臂自然地放在身体的两侧，掌心朝下，均匀呼吸。
- 吸气预备，吐气时利用腹部的力量抬起上半身和双腿，双臂向前平举，指尖指向脚的方向，眼睛望向脚尖。保持姿势15秒，回到初始姿势，调整呼吸。

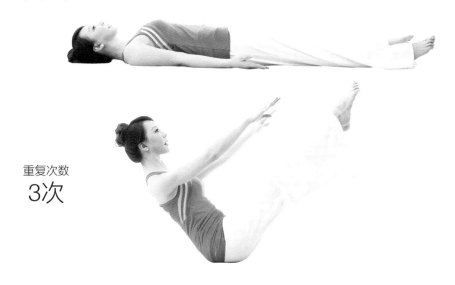

重复次数
3次

瑜 伽 体 式

球上轮式

· 瘦美小贴

恰如其分地伸展背部曲线，并且使臀部、腹部、胸部和肩膀都能得到相应的牵拉和锻炼，对提高身体柔韧性很有帮助。提升腿部和背部协调性，使人姿态优美、步伐轻盈。

How To

- 端坐在球面上，张开双腿与肩同宽，弯曲双腿，双手平放在身体两侧。

- 双手移至腿部后方的球面上，并顺着球面的曲线将双手滑至球后面的垫面上，同时上半身向后下方仰靠。手掌撑地，指尖指向双脚方向。保持动作30秒。

- 双膝弯曲，将臀部顺着球滑下地面。

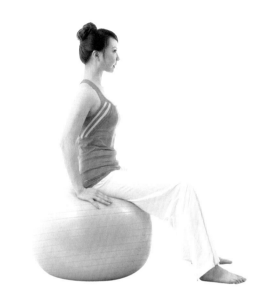

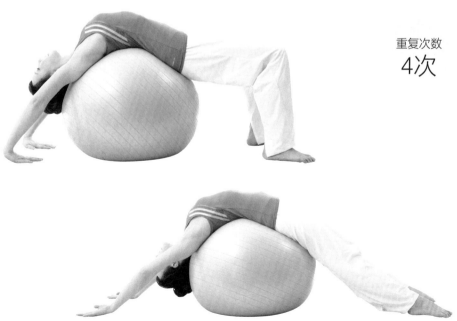

重复次数
4次

踩单车式

· 瘦美小贴

不仅快速燃烧脂肪和消耗全身的热量，还能局部雕塑腿部线条，使大腿和小腿都得到紧实，腹部也能从动作中受益。

How To

- 仰卧，两腿伸直、并拢，双臂自然地放在身体的两侧，掌心朝下，均匀呼吸。

- 吸气，慢慢向上抬高双腿，直到与地面垂直，绷紧双脚，眼睛望向上方。

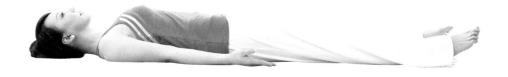

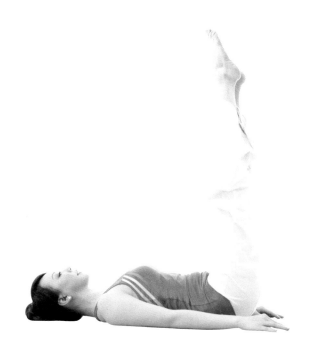

- 左腿屈膝，右腿伸直，想象自己在踩单车一样轮流弯曲和伸直双腿，顺时针踩10～20次。
- 再逆时针踩10～20次，将腿放下，稍作休息，调整呼吸。

重复次数
5次

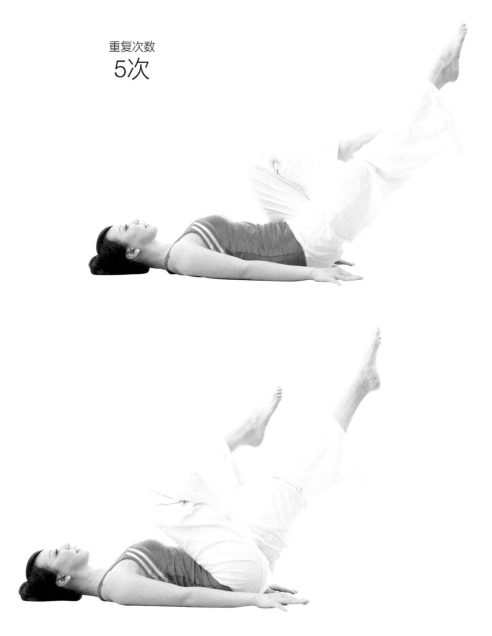

蜥蜴式

·瘦美小贴

反向拉伸背部，促进背部的血液循环，紧实背部的肌肉，有效消除背痛。

矫正弯曲歪斜的脊柱，使身姿更挺拔，气质更优雅。

How To

- 俯卧，两腿伸直并拢，双臂自然地放在身体的两侧，掌心朝上，均匀呼吸。

- 将双手手肘弯曲，一只手抓住另一只手的手肘部位，双肘撑地，支撑头部和胸部抬离地面。

重复次数
2次

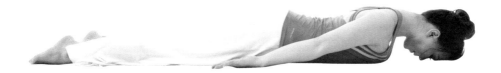

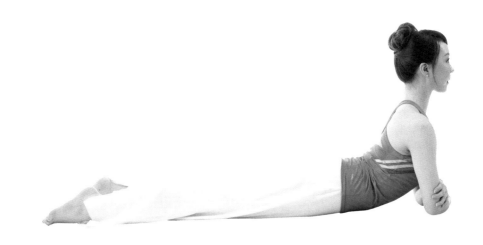

- 吸气，弯曲双腿，保持小腿贴地，大腿与小腿垂直，依靠双臂、小腿等部位支撑身体。慢慢向上抬高臀部，使整个上半身离开地面。

- 呼气，身体向下倾，下巴贴在前臂上，胸部靠近并贴于地面，臀部翘起，使背部呈凹形。保持姿势30秒，放松全身。初学者可不用将胸口贴着地面，保持胸椎延伸，不要过度挤压。

Quick weight loss Yoga

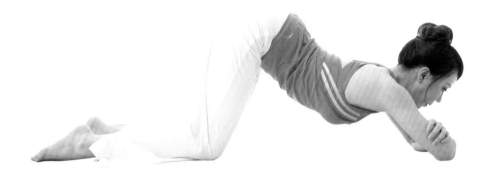

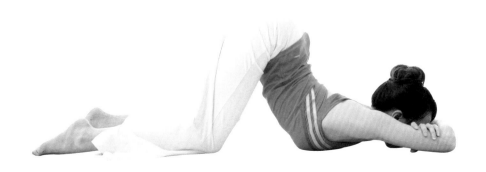

膝碰耳犁式

·瘦美小贴

按摩腹部的肌肉，滋养腹内器官，锻炼脊柱柔软性，消减腹部多余的脂肪。

增强生殖系统的功能，对保养女性的卵巢有一定的帮助。

How To

- 仰卧，双腿并拢伸直，双手自然地放在身体两侧，掌心向下。
- 吸气，慢慢抬高双腿，直至与地面垂直。
- 呼气，利用腰腹的力量，将下背部和臀部依次抬离地面，使双腿向头部方向伸展，两脚在头部上方点地。

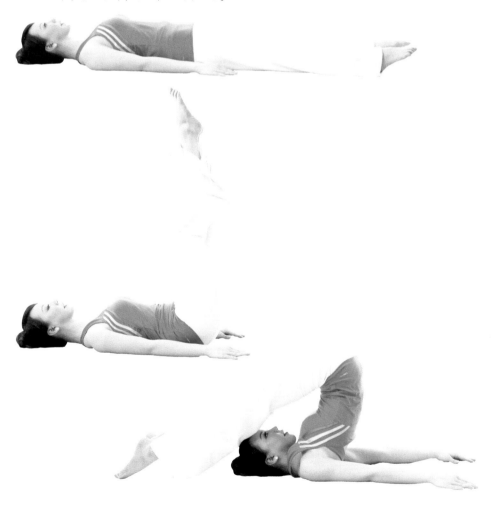

重复次数
5次

- 弯曲双手手肘，掌心托住腰部，将胸腹部和臀部继续抬高，向头部靠近。
- 弯曲双膝，双脚分开与肩同宽，使膝盖内侧靠近耳朵。保持动作30秒。
- 双手扶住腰部，腿部慢慢弯曲，还原至初始姿势，放松全身。

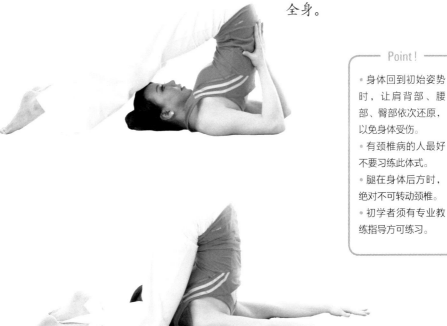

Point！
- 身体回到初始姿势时，让肩背部、腰部、臀部依次还原，以免身体受伤。
- 有颈椎病的人最好不要习练此体式。
- 腿在身体后方时，绝对不可转动颈椎。
- 初学者须有专业教练指导方可练习。

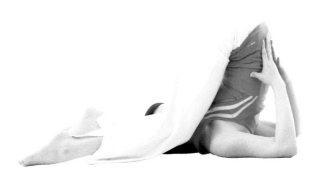

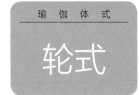

轮式

·瘦美小贴

有效拉伸腹部的肌肉，锻炼手腕和双腿的力量，保持脊柱柔韧性。

扩展胸肌，促进全身血液循环，滋养皮肤，保持头脑清醒。

How To

- 仰卧，两腿伸直，双臂自然地放在身体的两侧，掌心朝上，均匀呼吸。

- 弯曲双膝，双手分别拉住两脚的脚踝，使脚跟尽量地靠近臀部，两脚分开，膝盖指向上方，整个脚掌着地。双臂向后弯曲，分别放于头部的两侧，掌心贴地，指尖朝向肩部的方向，双肘指向上方。

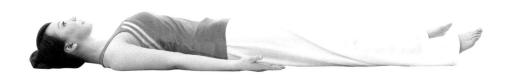

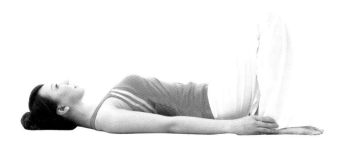

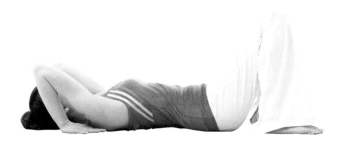

- 吸气，腰部用力，带动背部向上拱起，使臀部尽量抬高，使头顶离开地面，双臂尽量伸直，头顶贴地。保持姿势10秒。
- 深呼吸，将背部、腰部、臀部缓缓放下，回到仰卧姿势，放松全身。初学者可在教练的辅助下在球上练习。

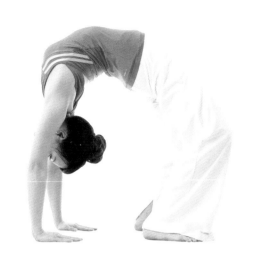

重复次数

2次

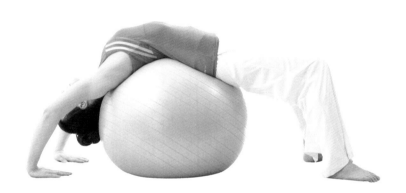

增加难度↑↑

∷在动作**4**中可将双脚踮起，使腰背更向上伸。

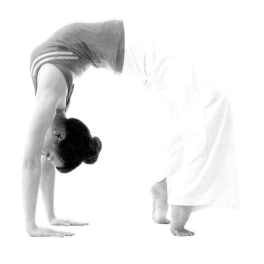

三角
扭转式

·瘦美小贴

侧腰部位得到拉伸，挤压小腹周围肌肉群，塑造紧致柔软的腰部。

促进下背部血液循环，充分伸展背部肌肉，增加身体柔韧度。

How To

● 站立，挺直腰背，双脚分开约两肩宽，双臂侧平举，与肩平齐。

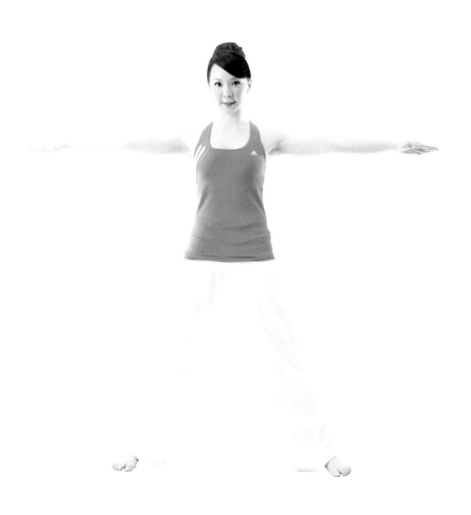

- 右脚向右转约90度角，左脚向内收，双腿膝盖伸直，身体微向右转，向前屈身，使左手能够靠近右脚踝。
- 右臂向上伸展伸直，使其与左臂呈一条直线，眼睛望向右手指尖的方向。保持姿势30秒，回到初始姿势，换另一边重复动作。若无法碰触地面，可运用瑜伽砖辅助。

重复次数
3次

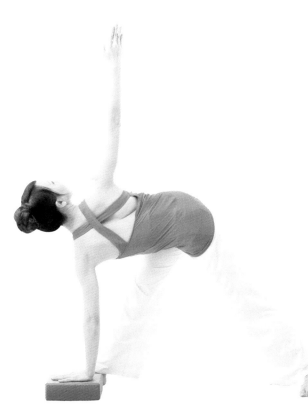

加强侧伸展式

·瘦美小贴
拉伸侧腰，重点消除腰部赘肉，使腰部变得紧致有曲线。
脊柱得到伸展，放松髋关节，加强两腿的力量。

How To

● 站立，双腿分开至两肩宽，
　双手自然垂放于身体两侧，
　眼睛平视前方。

重复次数
4次

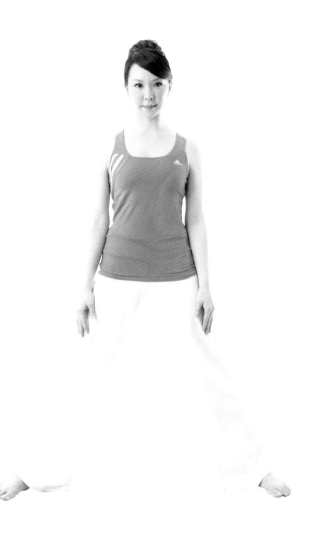

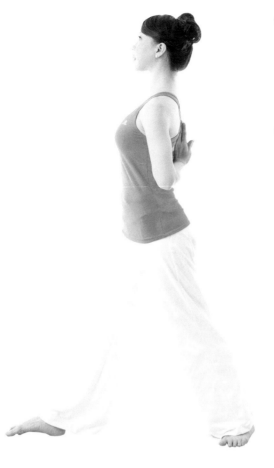

- 右脚向右转动约90度角，左脚微微内收。双手在背后合十，指尖朝上。吸气，抬头，挺直腰背，身体向右侧转动，眼睛望向右前方。

- 呼气，上身向右侧前倾，使头部尽量靠近右侧膝盖，胸部贴近右大腿，手部姿势不动。保持姿势15秒，回到初始姿势，换另一边重复动作练习。

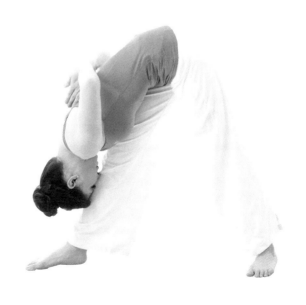

幻椅式

· 瘦美小贴

强健双腿的肌肉，减少双腿的脂肪，消除腿部浮肿，改善
"萝卜腿"等不良体态。

消除肩膀酸痛、僵硬，锻炼背部肌肉群。

How To

- 站立，双腿伸直并拢，腰背
  挺直。
- 双臂带动脊柱向上伸展，双
  手在头顶上方合十，食指指
  向头顶正上方，其余四指交
  叉相握。

重复次数
3次

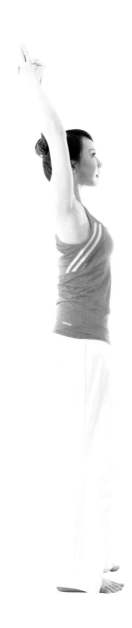

Point !

• 向上伸展时，背部要挺直，不能弓背；向下蹲时，腰部不要下塌，将肋骨内收保持脊椎延伸，注意保持身体的平衡。

• 呼气，弯曲双膝，慢慢地向下蹲，让膝盖不超过脚尖，尽量让大腿与地面平行，感觉自己正坐在一把椅子上。保持姿势30秒。

• 均匀地呼吸，慢慢起身，双臂自然垂放于身体两侧，放松全身。

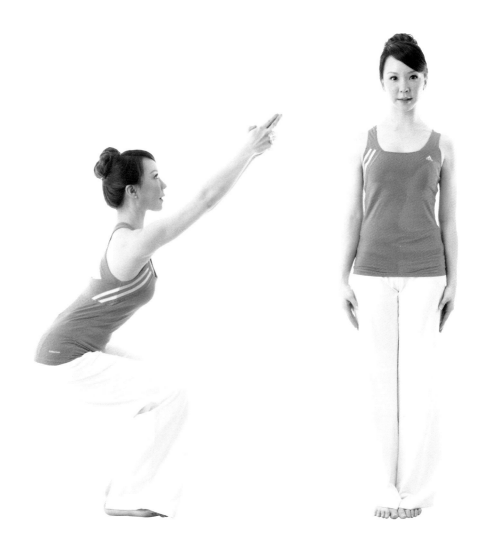

第4天: 大肌肉群训练，让身材凹凸有致

经过一些瑜伽运动后，身体里多余的水分和脂肪都有相应的减少，体重也会"争气"地降了一个坎儿。然而，失去了原有脂肪的支撑，原来的肥胖部位开始变得松松垮垮，甚至还有减肥纹，着实让人尴尬，这就需要大肌肉群训练，重塑曲线。

瑜 伽 体 式

摩天式

· 瘦美小贴

拉伸两臂和肩背部的肌肉群，扩张胸肌，并使肩关节肌肉得到紧实。

改善肠胃问题，清除体内毒素，对解决便秘有很好的效果。

How To

- 站立，两腿与肩同宽。双臂向上伸展，双手在头顶上方手指交叉，翻转手掌，使掌心向上，眼睛平视前方。

重复次数
10次

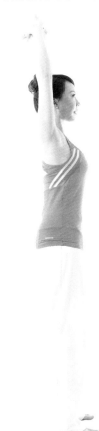

> **Point!**
>
> • 双臂向上伸展时应该夹住两侧的耳朵，使手臂的肌肉紧绷但保持肩膀不耸起；脚尖尽量踮高，以脚趾的力量支撑身体。

• 吸气，两脚脚跟向上提起，脚尖点地，将双手用力向上拉伸，带动脊柱向上伸展。

• 双脚脚跟落回地面，放松全身。

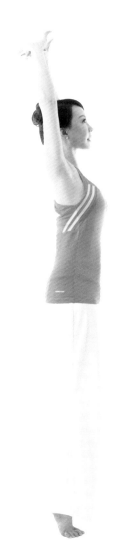

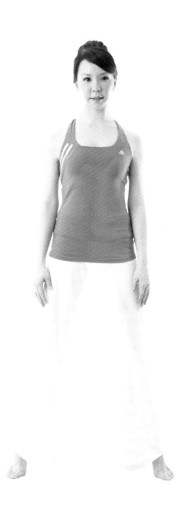

瑜 伽 体 式

风车式

· 瘦美小贴

舒展腰背部的肌肉，改善背部僵硬感，减少下背部两侧赘肉。调节神经系统，消除疲劳和烦躁的情绪，促进腰腹的血液循环，加快新陈代谢。

How To

- 站立，挺直腰背，两脚分开至两肩宽。吸气，双臂向上伸直，在头顶的上方手指交叉，翻转手掌，使掌心朝向上方。

- 呼气，上半身向前屈身，直到背部与地面平行。双手的姿势不变，双臂与背部呈一条直线，眼睛平视前方。

重复次数
5次

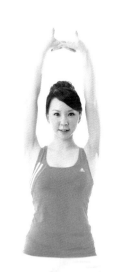

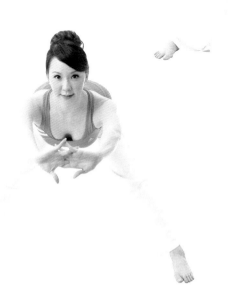

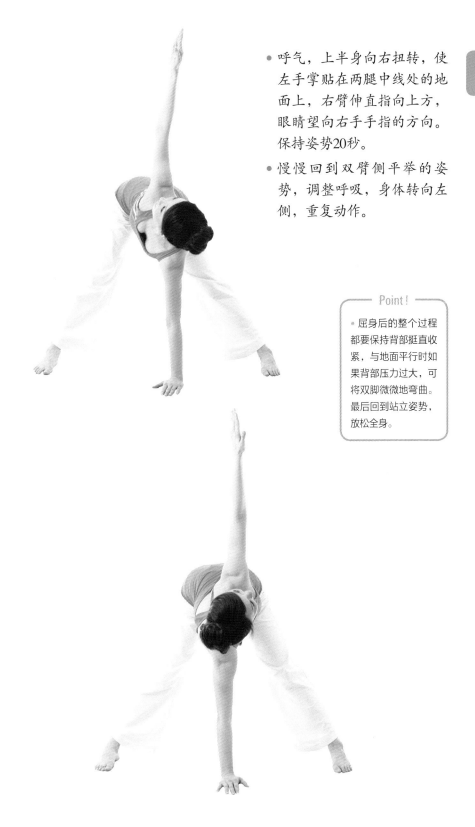

- 呼气，上半身向右扭转，使左手掌贴在两腿中线处的地面上，右臂伸直指向上方，眼睛望向右手手指的方向。保持姿势20秒。
- 慢慢回到双臂侧平举的姿势，调整呼吸，身体转向左侧，重复动作。

Point !

- 屈身后的整个过程都要保持背部挺直收紧，与地面平行时如果背部压力过大，可将双脚微微地弯曲。最后回到站立姿势，放松全身。

摇篮式

· 瘦美小贴

有助于促进骨盆内的血液循环，有效减少上腹部的赘肉，同时强健胸部、髋部、肩部的肌肉。

对肝脏等器官进行按摩，纠正肠胃失调、消化不良等症状。

How To

- 俯卧，双腿伸直、并拢，双手放于身体的两侧，掌心向下。
- 呼气，弯曲双膝，举起双臂，分别从身体的两侧抓住两脚脚踝。
- 调整呼吸，吸气，伸直双腿，用双臂和双腿的力量带动胸部离地，整个身体仅腹部着地，头部往上仰，眼睛望向上方。保持姿势15秒。

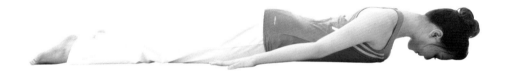

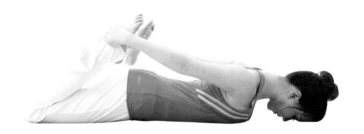

重复次数
3次

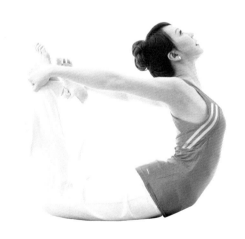

- 吸气，以腰部为中点，将身体像钟摆一样前后摇动。注意调整呼吸，双臂向后方伸直。
- 调整呼吸，放下双手双脚，身体回到地面，放松全身。

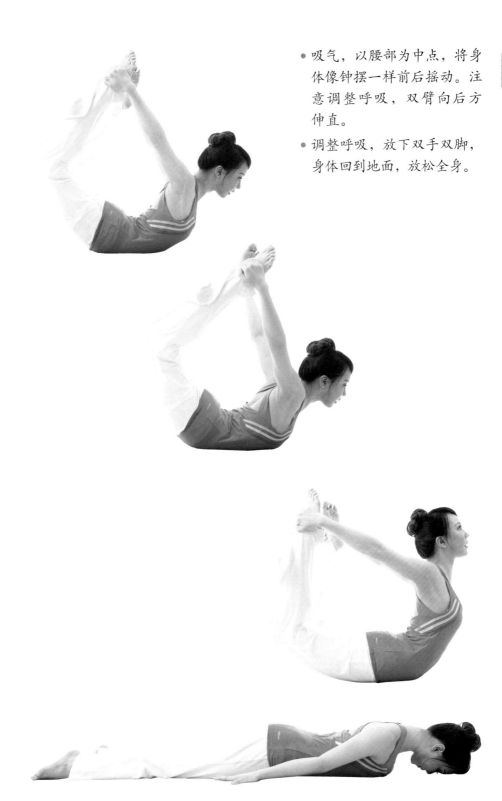

下犬
后抬腿式

· 瘦美小贴

有助于缓解臀部扁平、外扩等问题，全面提升臀线，消除臀部赘肉，塑造紧致翘臀。

拉伸腿部的线条，改善腿形，使腿部均匀纤直。

How To

- 取跪姿，将双手掌分散手腕的力量，让肩、肘、腕在同一直线，手肘不要锁死。屈膝，让骨盆在膝盖正上方，感觉脊椎延伸，腹部微收。

- 呼气，将臀部向上，尾骨朝上，掌心推向地面。

重复次数
3次

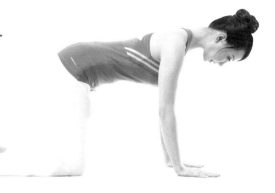

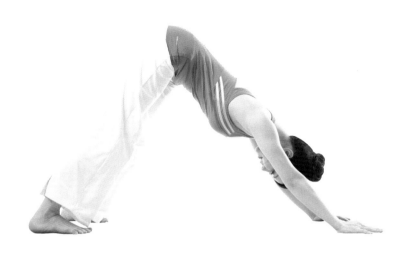

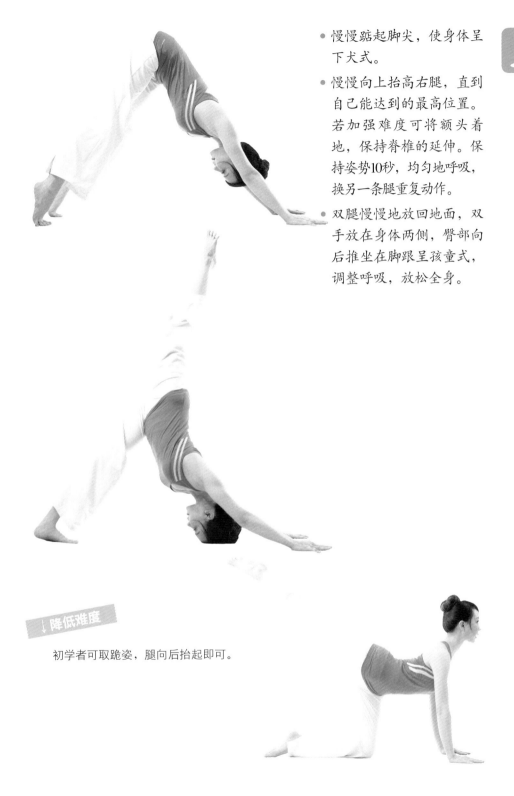

- 慢慢踮起脚尖，使身体呈下犬式。
- 慢慢向上抬高右腿，直到自己能达到的最高位置。若加强难度可将额头着地，保持脊椎的延伸。保持姿势10秒，均匀地呼吸，换另一条腿重复动作。
- 双腿慢慢地放回地面，双手放在身体两侧，臀部向后推坐在脚跟呈孩童式，调整呼吸，放松全身。

↓降低难度

初学者可取跪姿，腿向后抬起即可。

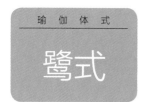

瑜 伽 体 式

鹭式

·瘦美小贴

有效地伸展大腿的肌肉，消除赘肉，增加腿后侧柔韧性。

按摩腹部的器官，促进全身的血液循环，滋养内脏。

How To

- 坐姿，双腿并拢伸直，脊椎延伸，调整呼吸，双手自然放于大腿两侧。

- 左腿弯曲，脚掌放于臀部旁边，膝盖向外，右腿屈膝，保持伸直，双手同时握住右脚脚跟。

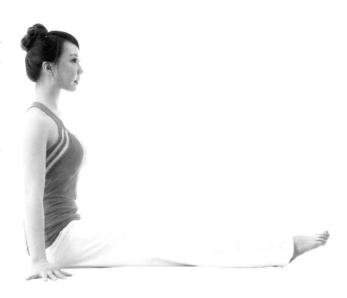

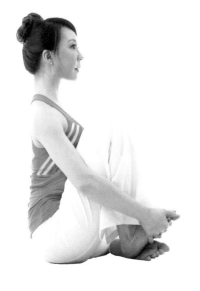

重复次数

2次

- 吸气，将右腿向上拉起；呼气，尽量使右腿伸直。
- 双手拉住右脚尽量向身体靠拢，让大腿接近腹部。保持姿势10秒。
- 将右腿慢慢放回原位，轻轻拍打右腿肌肉，放松全身。换另一条腿重复动作。

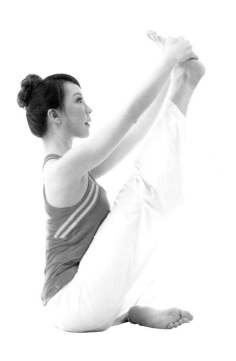

Point！

• 将一条腿伸直时，要保持背部挺直，不要弯曲背部来迎合腿部的动作。腿部上抬时只要做到自己能力所及的最大程度就可以了。

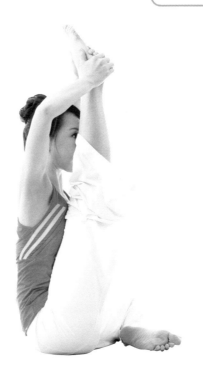

剪刀式

· 瘦美小贴

有效锻炼大腿内侧的肌肉，收紧腿部线条，塑造优美纤直的腿形。

增强腹部的力量及腹部的弹性，使腰身曲线自然显现。

How To

- 仰卧，双腿并拢伸直，双手放于身体两侧。
- 调整呼吸，慢慢地将双腿抬高，双腿保持伸直，大腿内侧尽量收紧。停留30秒。
- 呼气，双腿慢慢并拢，全身放松，双腿落回地面。

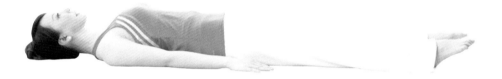

重复次数

4次

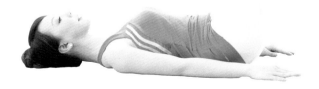

瑜 伽 体 式

下犬式

· 瘦美小贴

拉伸双腿脚踝和跟腱部位，消除脚部的疼痛和僵硬感，使腿部的肌肉和韧带得到锻炼。

使脑部的血液供给更充足，滋养面部，嫩肤养颜。

How To

- 跪立，双手撑在地面上，两手之间的距离与肩同宽，上半身与地面平行。

- 吸气，双腿向后伸直，脚跟落于地面，将腹部向上抬起，臀部尽量向上抬高，上半身和手臂呈一条直线，整个身体呈"V"形。保持姿势20秒，均匀呼吸。

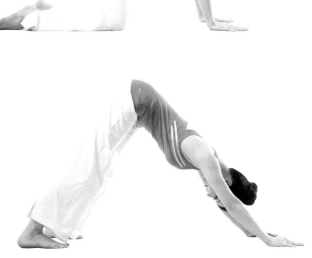

重复次数

4次

降低难度

初学者可将膝盖微弯，脚跟慢慢向下踩地。感觉腹部向上提起即可。

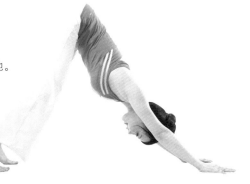

风吹树式

·瘦美小贴

消除腰部两侧多余脂肪，收紧侧腰，使腰部曲线更纤细迷人。紧实上臂的肌肉，让手臂更加纤直，同时也使身体的平衡性得到增强。

How To

- 站立，挺直腰背，双腿伸直并拢，双手放在身体的两侧，眼睛平视前方。

- 左手向上伸展伸直，上臂靠近右耳，手指指向天空，感觉到脊柱被拉伸。

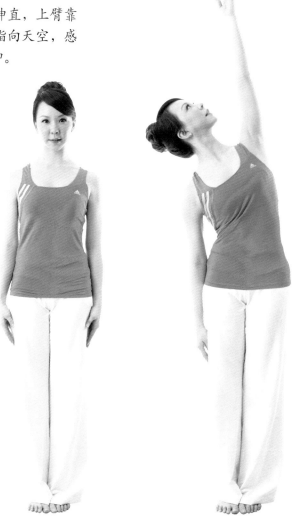

重复次数
5次

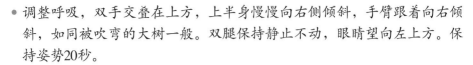

- 调整呼吸，双手交叠在上方，上半身慢慢向右侧倾斜，手臂跟着向右倾斜，如同被吹弯的大树一般。双腿保持静止不动，眼睛望向左上方。保持姿势20秒。
- 放下双手，稍微放松一下，换右手向上伸展。
- 身体向左倾斜，眼睛望向右上方。保持姿势20秒。将手放回体侧，放松全身。

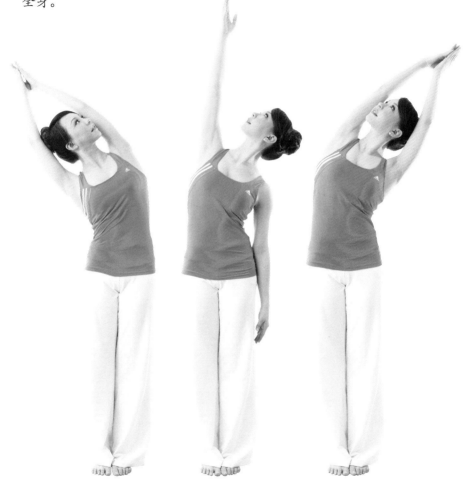

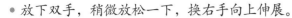

降低难度

初学者可仅单手上伸，将身体向一侧倾斜，可美化双臂的线条。

孔雀式

·瘦美小贴

增加身体的平衡性和柔韧性，美化四肢，对胸部、腹部、腿部也有一定的塑形作用。

消除侧腰的赘肉，紧实肌肉，对腿部的肌肉亦有拉伸的作用。

How To

● 坐姿，双腿屈膝，将膝盖外开，双手勾住脚部，挺直腰背。

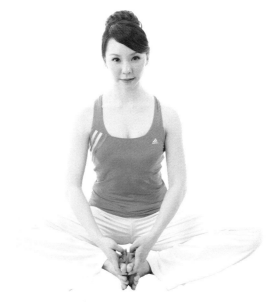

重复次数

3次

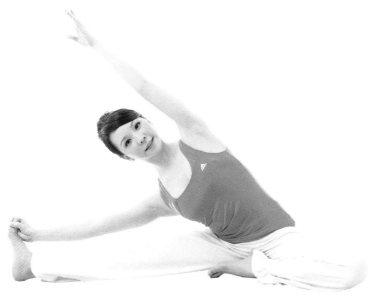

Point！

• 将双臂收回，轻轻抖动双腿，按摩腰部休息片刻。换另一条腿重复动作。

• 初学者可只练习前两步。

• 右腿向右侧伸直，左腿弯曲，将左脚掌贴在右大腿内侧根部，身体面向正前方，右手可扶住膝盖处。若柔韧度好可以勾住脚趾。吸气，上半身微微向右侧转动。左手向上，向右侧伸展。

• 将头转向上，左手指为大拇指与食指相触的孔雀指型。保持姿势15秒。

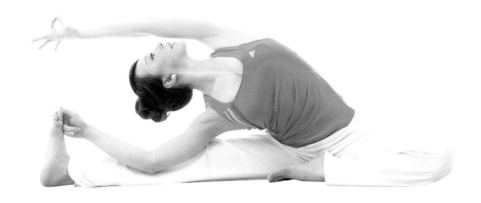

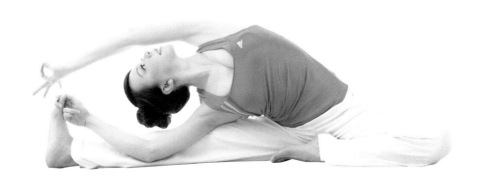

球上
战斗式

·瘦美小贴

锻炼腿部肌肉群，激活身体动脉系统，去除体内多余脂肪，雕塑美好身体曲线。

增加毅力与心灵勇气。

How To

- 山式站立，双腿分开约两肩宽，将瑜伽球放置胯下。

- 右脚向右侧旋转90度角，左脚稍稍内扣，两手臂向两侧抬高与肩齐高，掌心向下。

重复次数
3次

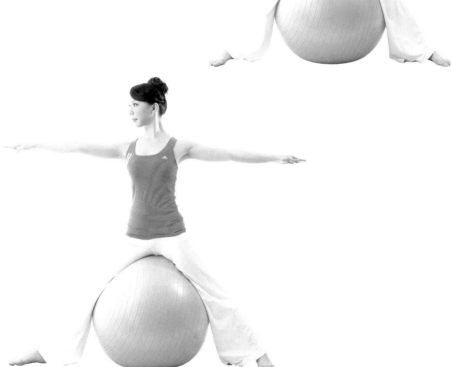

- 深呼吸，慢慢弯曲右膝盖，左腿伸直，让瑜伽球顶住左大腿内侧，上半身挺直，保持动作30秒。
- 将左腿伸直，回到中央，休息片刻后，换成另一边重复练习。

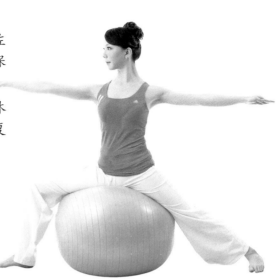

增加难度 ↑ ↑

∷可将左手向后扶住膝盖，右手向上延伸，拉伸上半身与强化全身的稳定性。

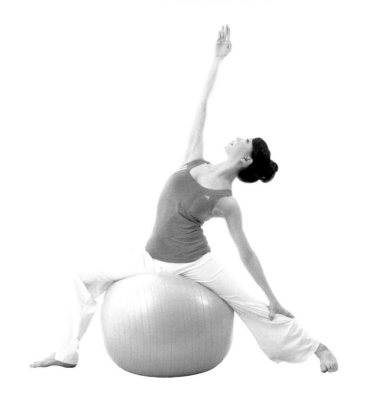

第5天: 小肌肉群练习，局部脂肪歼灭战

很多人会有这样的困惑，即使很努力地减肥，仍然不能拥有流畅的身体线条，总有些"顽固分子"躲在身体某部位。其实，它们多半属于小肌肉群。只要配合瑜伽呼吸，加快基础代谢水平，即使在休息的时候也能燃烧脂肪，每时每刻减脂不停歇。

瑜 伽 体 式

牛面式

·瘦美小贴

加强肺部的功能，帮助平衡自主神经，增强身体的免疫力，预防感冒和咳嗽。

伸展手臂，修饰手臂曲线，打开肩关节，改善驼背。

How To

● 取金刚坐姿，调整呼吸。吸气时，右臂向上伸。

重复次数
3次

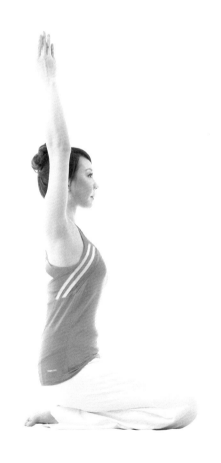

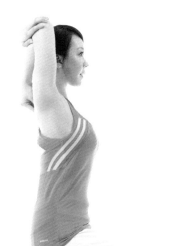

- 弯曲手肘，右手贴于后背处。呼气，左手扳右手手肘，使右手肘指向上方。保持2～3个呼吸的时间。

- 让左臂从腋下绕到背后，贴于后背处；弯曲右臂，从右边肩膀上方绕至背后，两手在背后紧紧相扣，挺直腰背，眼睛平视前方。保持动作30秒。

- 回到初始姿势，放松手臂，换另一侧重复练习。

Point !

- 若双手无法从后方扣住，可用瑜伽绳或是毛巾辅助。

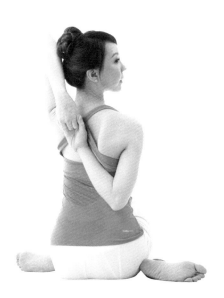

颈部
旋转式

· 瘦美小贴

放松和拉伸颈部，缓解颈部的酸痛感，减少和淡化颈纹，塑造优美的颈部线条。

对放松脊柱非常有效，还有助于纠正弯腰驼背的不良习惯。

How To

- 取坐姿坐于地面上，双手自然地搭放在两腿的膝盖上，挺直腰背。

- 吸气，感觉到脊柱被拉伸；呼气，低头，尽量让下巴靠近胸骨，使后颈部尽量得到拉伸。

重复次数
3次

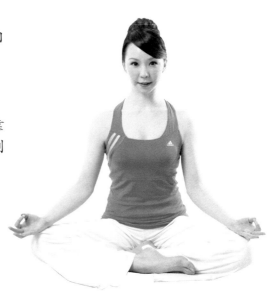

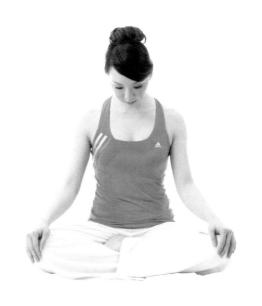

- 吸气，慢慢地抬头，将下巴向上抬起，放松和拉伸前颈。
- 吸气，头部回到正中，呼气，头倒向右侧，用右耳去触碰右肩。左侧重复同样的动作。
- 将头部转向右侧，面朝右，再回到中央，让颈部得到充分放松，再向左重复练习。

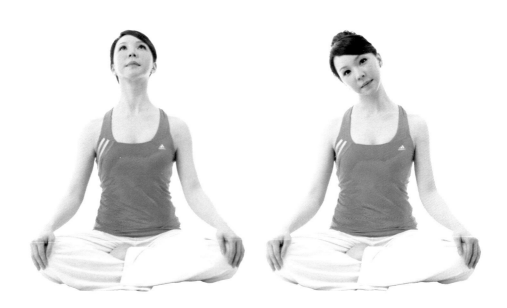

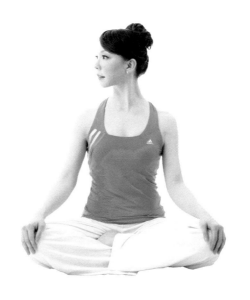

- 将脸朝向右上方，感到右前方颈部伸展，相反亦同。
- 将脸朝向右下方，感觉到右后方的颈部伸展，相反亦同。

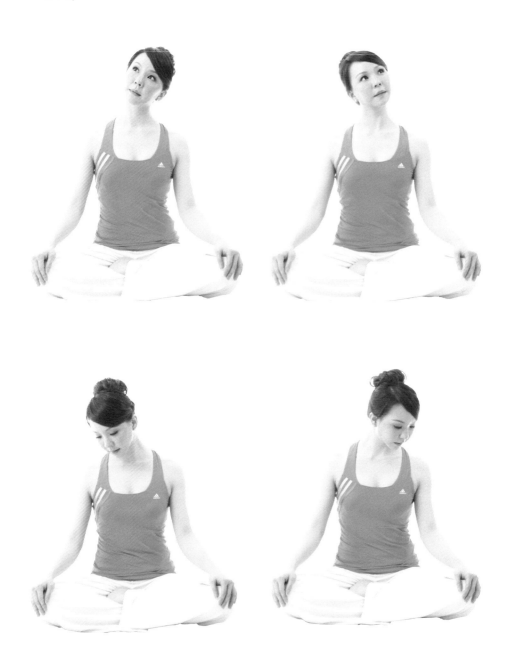

通过练习瑜伽，重新点燃生命的美好、激情、喜悦与感动，带着无穷尽的能量，在我们真实的生命中流淌，涌动。

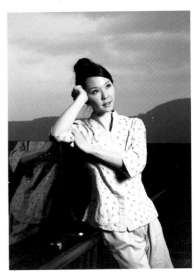

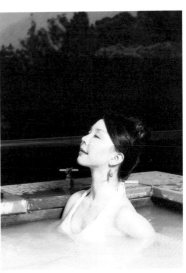

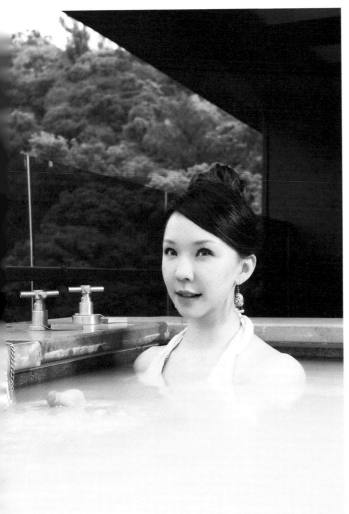

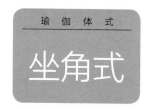

瑜 伽 体 式

坐角式

· 瘦美小贴

放松和锻炼髋部，促进骨盆区域的血液循环。

增强卵巢功能，激发性欲，并改善经期腹痛等月经失调症状。

How To

- 坐姿，双腿并拢伸直，腰背挺直，双手自然地放在身体的两侧。

重复次数

2次

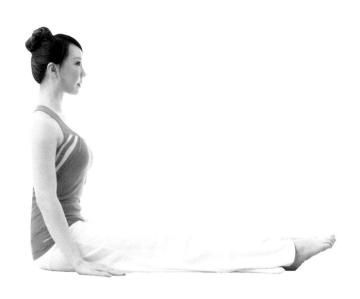

- 双腿尽量向两侧打开伸直，膝盖延伸，脚趾向上翘，保持上半身直立，双手放在大腿根部前面的地面上。
- 深呼吸几次，呼气，弯曲双肘，前臂和手掌贴地，手指分开，上半身向前俯，尽量靠近地面。保持姿势30秒。
- 慢慢向上抬起上半身，回到初始姿势，对双腿轻轻揉捏使其放松。

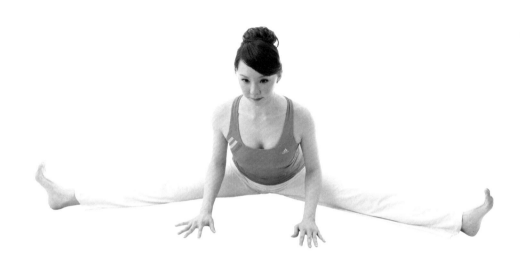

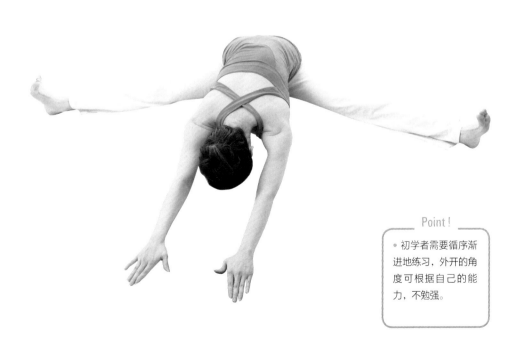

Point !

- 初学者需要循序渐进地练习，外开的角度可根据自己的能力，不勉强。

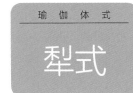

瑜 伽 体 式

犁式

·瘦美小贴

促进面部的血液循环，减轻脸部的浮肿，去除脸部毒素，有助于淡化面部的斑点，改善暗沉肤色。

伸展腰背的肌肉，有助于减少腰腹和腿部的脂肪堆积。

How To

- 仰卧，双腿并拢伸直，双臂自然地贴放在身体的两侧，掌心向下。

- 吸气，收紧腹部的肌肉，双手稍稍向下用力，双腿向上抬高至与地面垂直，绷紧脚尖，均匀地呼吸。

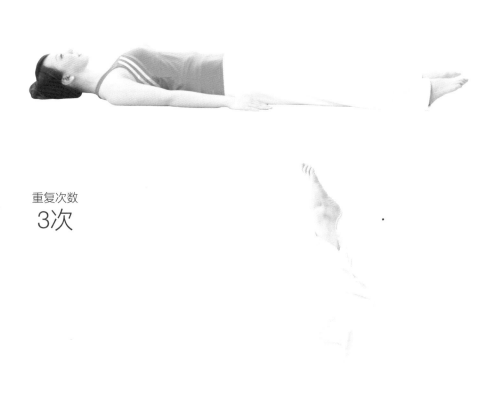

重复次数
3次

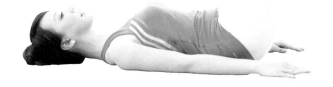

- 呼气，运用腰腹和双手的力量使双腿继续向后伸，直至伸过头顶，两脚脚趾点地，下背部和臀部离地。保持5～10个呼吸的时间。
- 双手轻轻扶住腰部，让背部、臀部和双腿依次回到地面，回到初始姿势，慢慢放松全身。

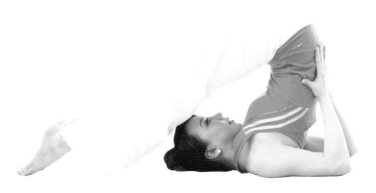

Point !

- 练习过程中双腿要始终保持伸直绷紧的状态。
- 患有心脏病、高血压、坐骨神经痛或脊椎后凸的人最好不要练习此体式。

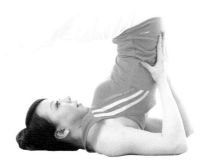

头倒立式

· 瘦美小贴

锻炼全身的多个部位，消除小臂、腿部等部位的脂肪，使体态变得优雅。

促进头部血液循环、滋养脑部神经，对面部有养护作用。

How To

- 跪坐，双膝并拢，臀部坐于两脚脚跟上，腰背挺直，两手自然地放在大腿两侧。

- 向前俯身，额头着地，双手放于脸旁。

- 收紧腹部，将臀部和腰背部尽量向上抬高，双脚往前移动，将双腿伸直，重心慢慢移到头与双手之间。双手和头部撑在地面上，保持全身性的协调稳定，停留在可平衡的范围。保持5个呼吸的时间。

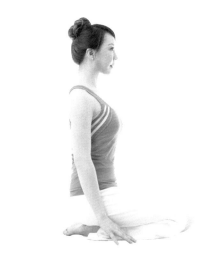

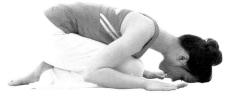

重复次数

3次

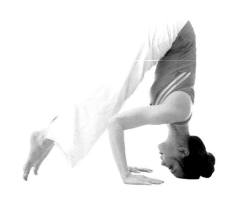

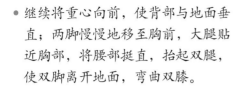

- 继续将重心向前，使背部与地面垂直；两脚慢慢地移至胸前，大腿贴近胸部，将腰部挺直，抬起双腿，使双脚离开地面，弯曲双膝。

- 缓慢地将双腿向上伸直，整个身体呈一条直线并与地面垂直。保持姿势10秒。

- 弯曲双膝，放下臀部，回到跪姿。双手握拳交叠于地面，头部枕在拳眼上放松。

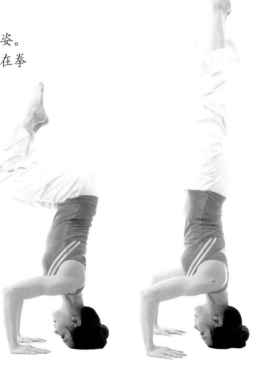

Point !

• 进行至第4步时，先试着保持双膝弯曲的姿势约30秒，如果能够熟练完成这个姿势，保持不动的时候，再尝试完全的头倒立式。

• 回到跪姿的过程中一定要缓慢，不能在双腿伸直的状态下直接落地，以免造成腰部的损伤。

• 高血压、心脏病、眩晕症、心悸患者，高度近视以及头部受过创伤的人最好不要习练这个体式。

• 此动作属高阶动作，必须请专业的瑜伽教练在旁协助。

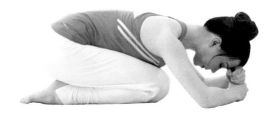

半莲花
站立前屈式

·瘦美小贴

收紧腹部，按摩腹内器官，促进消化和排泄功能，有助于毒素的排出。

增强膝关节的灵活性，减少关节旁的赘肉，美化腿部线条。

How To

- 站立，双腿伸直、并拢，腰背挺直。

- 吸气，弯曲左腿，将左脚脚踝放到右大腿根部，使左膝指向地面。调整呼吸，右手扶住左脚，左手呈智慧手印放于胸前，眼睛平视前方。

重复次数

3次

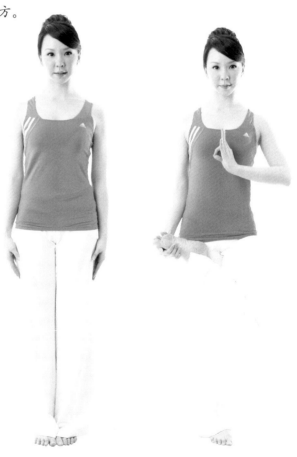

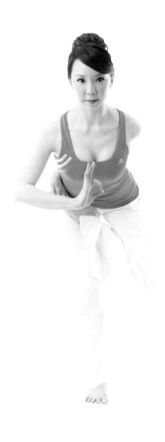

- 深呼吸几次，呼气时，左手从背后绕过抓左脚的脚趾。身体向前屈，胸部、腹部靠近大腿，右手放胸前。保持姿势20秒。

- 若想更好地保持稳定，可将右手着地，身体前弯。停留30秒。吸气，上半身慢慢地回到直立的姿势，将脚放下，放松全身。换另一条腿重复动作。

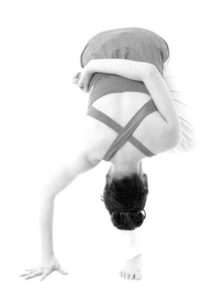

↓降低难度

进行至第4步时，先试着保持双膝弯曲。坐骨神经痛或腰椎间盘突出的人最好不要练习此体式。如果手无法绕过背后去抓脚趾，可和另一只手一起，撑于地面。初学者可先练习动作2。

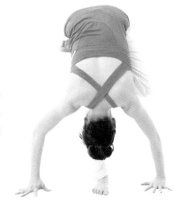

蛇击式

· 瘦美小贴

充分锻炼手臂力量，使上臂肌肉变得紧实，减少脂肪堆积。
胸部的肌肉得到扩展，同时提肛收腹，并辅助治疗月经失调
引起的不适症状。

How To

- 跪坐，臀部放于脚后跟上。
- 双臂弯曲，继续向前俯身，使臀部离开脚跟，向上抬起，胸部贴近地面；大腿和小腿接近垂直；将头抬起，下巴着地。

重复次数
3次

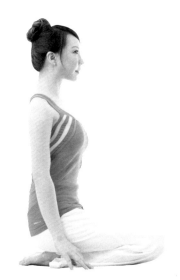

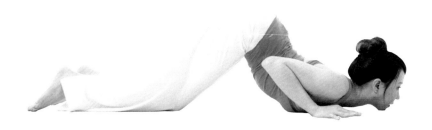

- 呼气，身体慢慢向前移动，使双臂伸直，将上半身撑起来。双腿伸直。保持2～3个呼吸的时间。
- 吸气，身体慢慢地向后移动，将身体还原成第2步的姿势。

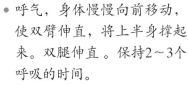

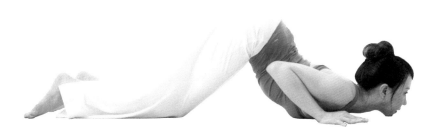

↓降低难度

臀部慢慢坐回脚跟，胸部和腹部靠近大腿，双臂伸直，头部放于两臂之间，额头贴地，闭上眼睛，放松全身。

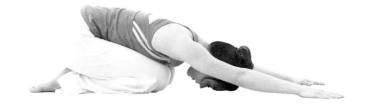

瑜 伽 体 式

球上平衡

· 瘦美小贴

全面拉伸脊柱，加快体内新陈代谢，帮助燃烧脂肪。

有效拉伸腿部、腰腹部和小臂处肌肉群、提高身体平衡性和整体协调能力。

How To

- 挺直腰背部站立，将球放在身体前方。
- 上身慢慢向前倾，双手扶住球面。

重复次数
3次

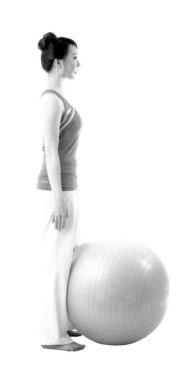

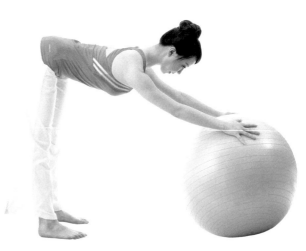

- 找准球面重心，同时右腿慢慢后移，身体重心移至左脚处。
- 右手轻轻压住球面，身体继续向前倾，同时抬高右腿，直到右腿与地面平行。同时左手臂向前方伸直，使左手臂、上身、右腿呈一条直线。保持动作30秒，恢复原位休息片刻，换另一边重复练习。

Point !

- 右腿向上抬起时，身体不要左右摇晃，骨盆不要倾斜，可将全身重心平均分配在球心和左脚心上，以增加身体平衡性。
- 上半身向前倾时，注意要保持脊柱处于挺直状态。

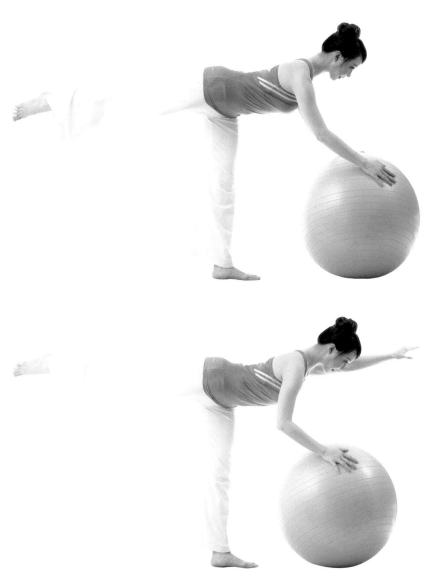

蝗虫式

· 瘦美小贴

强化下背部和腰部的肌肉，使背部线条更迷人，并有效地缓解腰背疼痛。

滋养脊柱神经，纠正脊柱弯曲引起的不良体态，恢复活力。

How To

- 俯卧，两腿伸直、并拢，双手自然放于身体的两侧。
- 双手握拳放在身体下面，下巴贴在地面上，均匀呼吸。

重复次数
3次

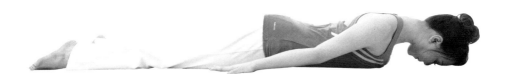

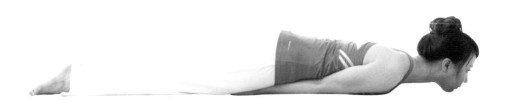

- 吸气，将双脚绷直，收紧腿部肌肉，双腿慢慢地向后上方抬起。髋部不要离开地面，保持姿势3~5个呼吸的时间，慢慢放下双腿，放松全身。

── Point！──
* 初学者可以先将腿部抬高至30度角，再循序渐进地抬高到标准的45度角，保持双腿绷直、肩部伸展的状态。

Quick weight loss Yoga

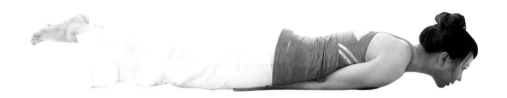

增加难度 ↑↑

∷若处于高阶程度可练习将单脚轮流向上，把重心放在躯干，注意保持高度的稳定与平衡，核心收紧。

∷再将双脚同时向上，此动作须有专业瑜伽教练指导。

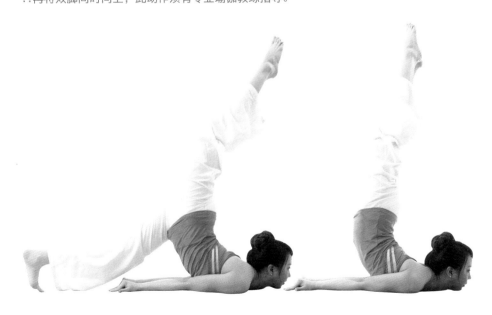

双腿
背部伸展式

· 瘦美小贴

伸展脊柱，并使背部的肌肉得到拉伸，美化背部的线条。
按摩腹内器官，特别是有助于强化肾脏和生殖器官，且有一
定的安心定神、舒缓压力的作用。

How To

● 坐姿，双腿伸直并拢，双臂
放于身体两侧，掌心朝下，
眼睛平视前方。

● 调整呼吸，吸气，将腰背挺
直，双臂向上伸展伸直，双
手在头顶上方合十，让双臂
带动脊柱向上伸展。

重复次数
3次

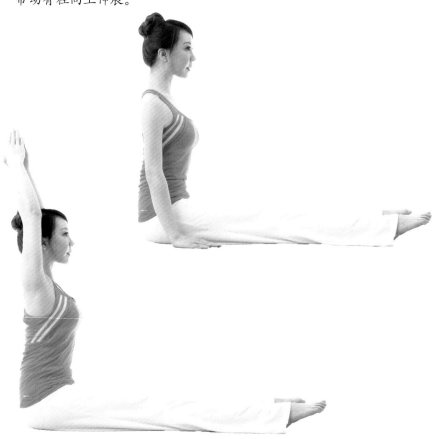

Point！

- 初学者如果双手抓不到脚趾，抓到小腿肚或脚踝也可。
- 胸部和腹部如果不能贴合腿部，做到自己力所能及的最大程度即可，不要为了勉强完成动作，而让背部弓起。

- 呼气，放下双臂，双手分别握住两脚脚掌，仍然保持脊柱的挺直。
- 吸气，弯曲双手手肘，双肘向两侧张开。呼气，上半身向前倾，向腿部靠拢，颈部伸直，使脸部、胸部和腹部完全和腿部贴合。保持姿势30秒。
- 缓慢抬起上半身，回到初始姿势，活动双臂和双腿，放松全身。

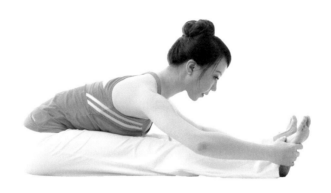

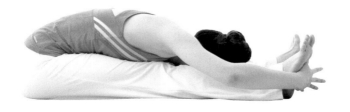

踮脚蹲式

·瘦美小贴

充分拉伸小腿部位的肌肉，减少小腿肚赘肉，消除小腿肿胀。加强膝关节、踝关节以及脚趾的柔韧性，防止小腿静脉曲张，提高身体的平衡能力。

How To

- 站立，双腿分开与肩同宽，挺直腰背，双手自然垂直于体侧。

- 吸气，双脚脚跟向上提起，腿部保持伸直，将整个身体向上伸展。保持姿势10~15秒，慢慢放下脚跟，重复动作3~5次。

- 吸气，两脚前脚掌分别向外旋转45度角，使两脚跟相对，踮起脚尖。弯曲双膝，尽量向下蹲，上半身保持挺直，脚跟不要落下，直到大腿与地面平行或呈45度角。保持姿势10~15秒，慢慢放松全身。

重复次数
5次

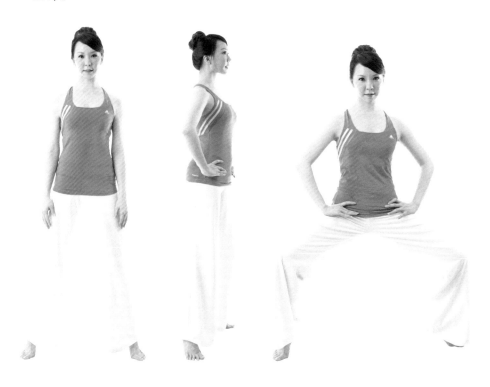

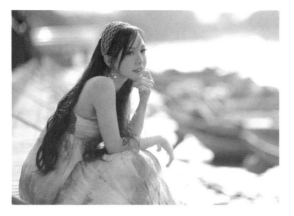

通过瑜伽的专注、冥想，

去体会瑜伽之树更高、更珍

贵的果实，

再将它放下、分享、给予。

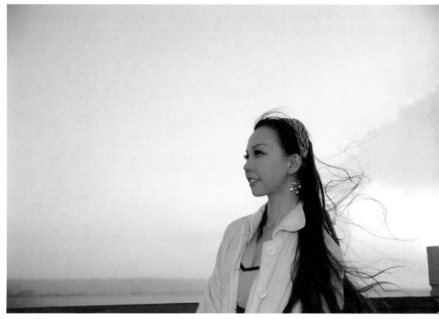

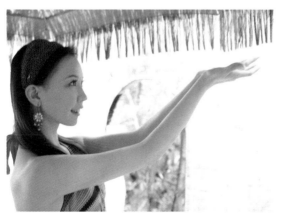

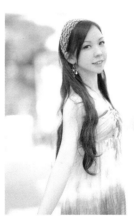

第6天: 大小肌肉群同时训练，S曲线一目了然

俗话说：一鼓作气，再而衰，三而竭。减肥计划当然也要一气呵成，不让脂肪在身体内多停留一秒。这一天可以多做一些有拉伸动作的体式，对于减少赘肉、赶走体内脂肪的"残兵败将"、修复身材曲线效果非常好。

瑜伽体式

驼鸟式

· 瘦美小贴

有助于消除颈部的细纹，拉长和美化颈部的线条。

对手心和脚掌的气理通融有辅助作用，同时增强腹内器官和心脏的功能，改善颈部状况。

How To

- 站立，双腿伸直，分开至与肩同宽。吸气，将腰背尽可能地挺直，重心放在脚掌上。

重复次数
5次

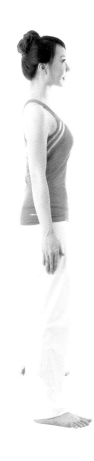

- 呼气，上半身屈身向下，双手手指扣住大脚趾。
- 保持双腿伸直，挺胸抬头向前，眼睛平视前方，臀部向上顶起，仿佛自己是一只鸵鸟。保持姿势30秒。
- 调整呼吸，身体慢慢回到直立的状态，双手轻轻地按摩大腿。

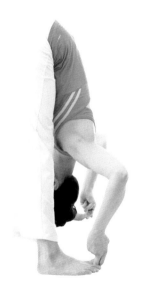

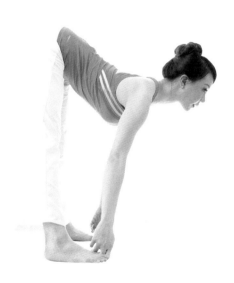

云雀式

· 瘦美小贴

扩展胸部，拉伸腋下的赘肉，使胸部变得挺拔紧实。
促进全身血液循环，让身体温暖起来，减轻四肢冰冷现象。

How To

- 跪坐，臀部放于脚后跟上，挺直腰背，双手自然地放于大腿两侧。

- 右腿向后伸展，膝盖伸直，脚背着地；弯曲左腿，左脚跟靠近会阴处。双手放于身体两侧，眼睛平视前方。

- 双手向两侧打开，平举，使胸部得到扩展。

重复次数

4次

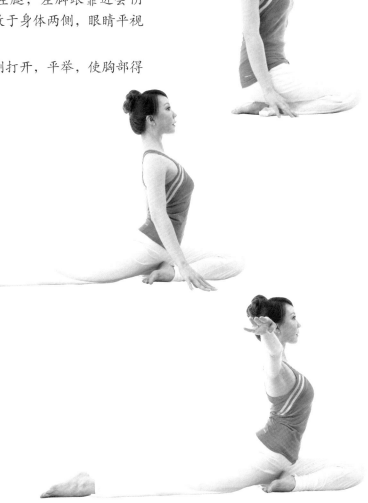

Point !

• 身体向后仰时，要
将双臂充分地打开，
尽量向后侧伸展，做
出展翅的样子，并配
合瑜伽呼吸，让胸部
尽情地扩张。

• 吸气，将身体逐渐向后仰，指尖可
有张力地向外。眼睛望向上方，双
手向后打开，像一只展翅的云雀。
保持此姿势10秒。也可将双手合十
在上方向后伸展。

• 呼气，将双手向前，身体往前放松
背部，平衡脊椎。

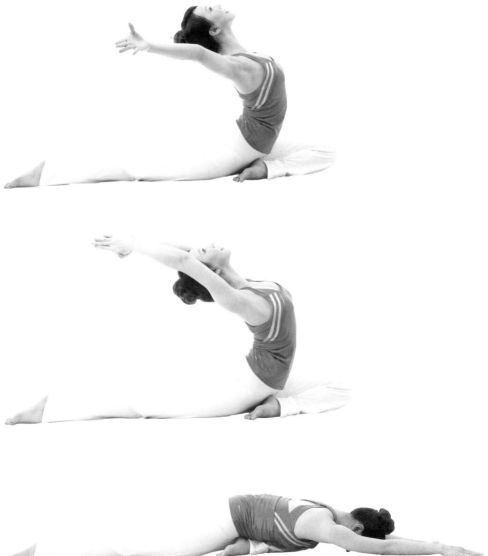

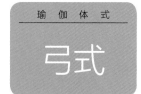

瑜 伽 体 式
弓式

· 瘦美小贴

重点消除腹部的脂肪，收紧腰部，还有美化背部的作用。
增强消化系统的功能，调节内分泌，平衡和净化身体的内环
境，对月经不调和生殖系统疾病有辅助治疗作用。

How To

- 俯卧，双腿并拢伸直，双手
  放在身体的两侧，手心贴
  地，均匀地呼吸。

- 向上弯曲双腿，双手向后伸
  展，分别抓住两脚的脚背，
  使脚跟接近臀部。

重复次数
2次

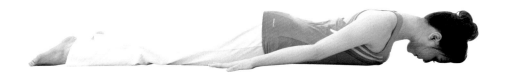

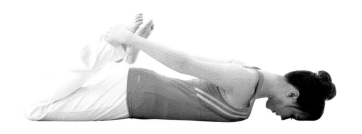

- 吸气，向后拉动双腿，将身体向外向上方拉起，使胸部、颈部、头部依次抬离地面，大腿也相继离开地面，全身重量集中在腹部。保持姿势10秒。

- 松开双手，使上半身及双腿慢慢回到地面，放松全身。

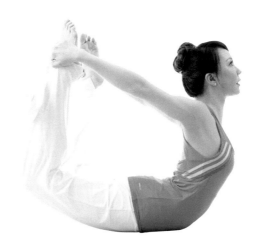

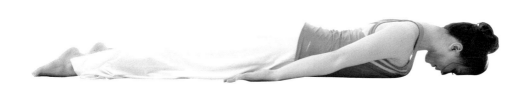

神猴
哈努曼式

· 瘦美小贴

促进髋骨及腿部血液循环、紧实臀部肌肉、美化臀部线条。
消除腿部水肿和酸胀现象、预防和治疗坐骨神经痛等病症。

How To

- 跪立，双腿并拢，将脊椎向
  上延伸。
- 右腿向前跨一步，弯曲右
  膝，整个脚掌着地；左腿向
  后伸直，脚尖着地。

重复次数
2次

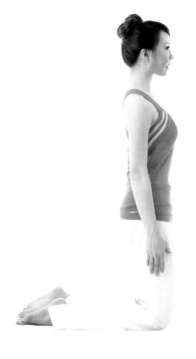

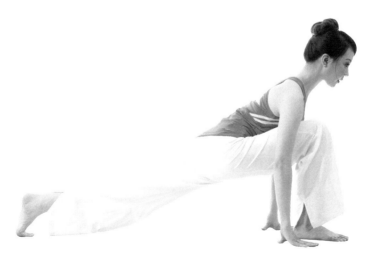

> **Point !**
>
> • 一开始可能无法使双腿伸直呈一条直线，做到力所能及的最大程度即可。
>
> • 下压身体的动作要缓慢，双手应辅助，大腿内侧用力，以免拉伤大腿。

• 右腿向前滑动，使身体慢慢地往下坐。依照自身的能力，若柔韧度好，可将两条腿完全伸直，贴于地面，处在同一条直线上，但过程中都需提肛收腹，保持大腿内收的感觉。上半身挺直，均匀呼吸。保持姿势10秒，收回双腿，换另一边重复动作。

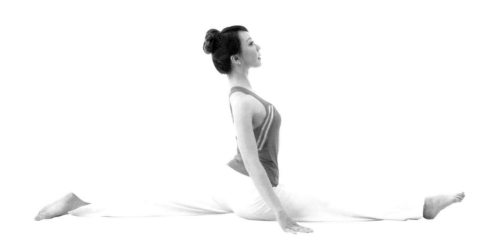

增加难度 ↑↑

:: 做到终极动作后，如果身体柔韧性够好，可让上半身向前俯压。

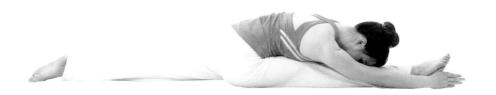

斜板式

· 瘦美小贴

全面消除臀部、 腰部、腹部、大腿等部位的多余脂肪，使身体线条优美、流畅，凸显迷人曲线。

缓解精神压力，改善紧张焦虑等不良情绪，强化免疫系统。

How To

- 右侧卧，弯曲右臂，头部枕在右手掌上，保持颈部延伸，左手放在肚脐前方的地面上。双腿伸直，脚尖绷紧，使身体呈一条直线。

重复次数
2次

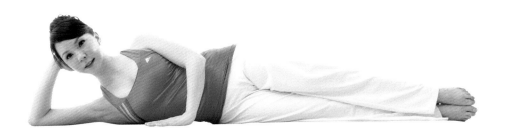

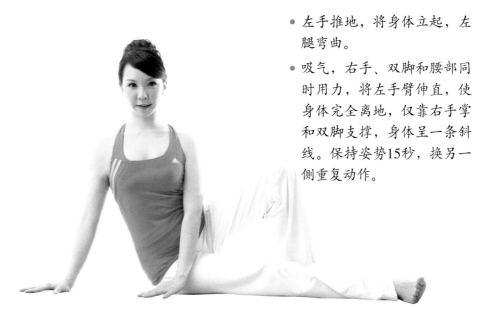

- 左手推地，将身体立起，左腿弯曲。
- 吸气，右手、双脚和腰部同时用力，将左手臂伸直，使身体完全离地，仅靠右手掌和双脚支撑，身体呈一条斜线。保持姿势15秒，换另一侧重复动作。

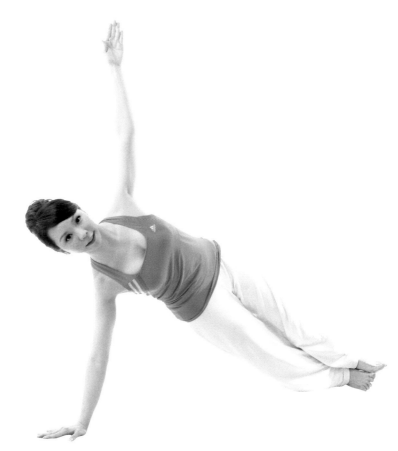

毗湿奴式

· 瘦美小贴

收紧侧腰，呈现迷人的双"C"腰线，拉伸腿部的肌肉和韧带，使腿部线条更匀称、更纤长。

纠正变形的骨盆和脊柱，使不良体态得到改善，塑造优雅曲线。

How To

- 右侧卧，弯曲右臂，右上臂贴地，头部枕在右手掌上；左手放在肚脐前方的地面上。双腿伸直，脚尖绷紧，使身体呈一条直线。

- 吸气，左手握住左脚趾。

重复次数
4次

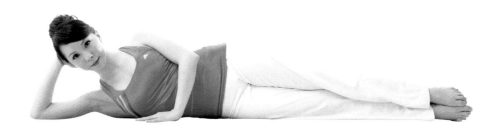

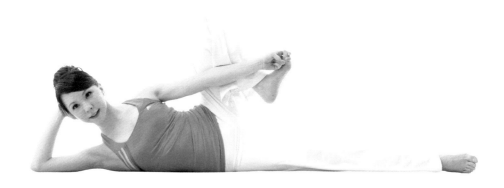

Point !

• 初学者可微弯膝盖，依照自己的能力尽力即可，习练过程中骨盆需维持正中、不晃动。

• 慢慢地抬高左腿，并使右腿伸直。

• 将左腿拉向身体，使其尽量靠近头部。保持姿势30秒。回到初始姿势，换一条腿重复动作。

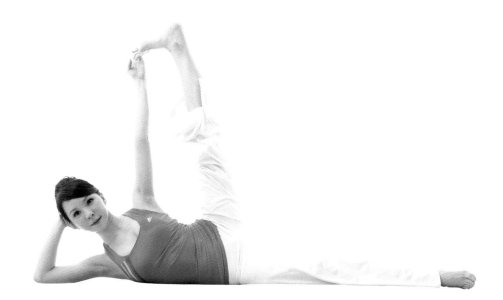

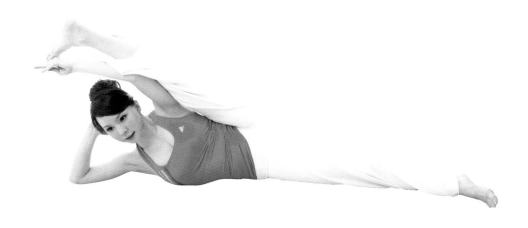

鸽子式

·瘦美小贴

让身姿更加挺拔、曲线更加迷人。

能够促进全身的血液循环，加快新陈代谢，消除疲劳感和倦怠感，使人恢复活力。

How To

- 坐姿，右腿向右侧伸直，弯曲左膝，左脚跟靠近海底轮部位，左膝向外。

- 吸气，身体稍微向左转，将右大腿内旋。

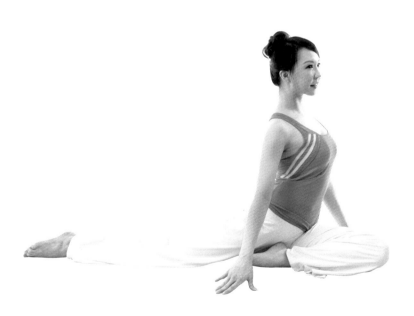

重复次数
3次

• 右腿弯曲向上抬起。右手手肘内侧揽住右脚脚背，左手在胸前与右手合十。将脊椎向上延伸，再转向正面。

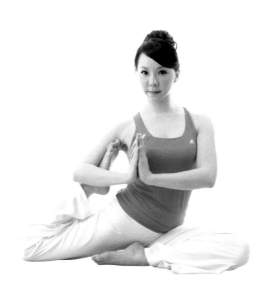

增加难度↑↑

∷将左手绕过头顶与右手相握。头部稍微抵抗左手，保持颈部向上延伸。保持姿势15秒。

∷慢慢放下双手和右脚，调整呼吸，换另一条腿重复动作。

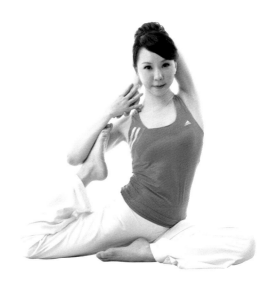

双角式

·瘦美小贴

加快面部新陈代谢，有效地消除面部水肿，调节气色。
挤压腹内器官，强化消化器官的功能；扩张胸部的肌肉，并
使手臂得到紧实。

How To

- 站立，双腿分开。挺直腰背，双手食指在身体后方互扣伸直。将胸部打开，均匀呼吸。
- 呼气，上半身向下弯曲，头部垂下，让双臂翻转后向上方伸展。保持姿势15秒，回到初始姿势，放松全身。

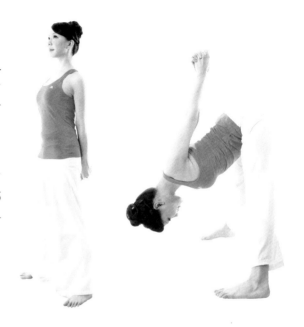

重复次数
6次

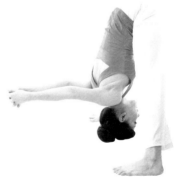

增加难度 ↑ ↑

::可保持脊椎延伸，身体前弯，让双手向上向后再往前方伸长。

↓降低难度

初学者可微弯膝盖，保持重心的稳定。高血压、眼压过高的人禁止练习此体式。

瑜 伽 体 式
球上
三角伸展式

· 瘦美小贴

矫正不良站姿，优化身材曲线。

提高身体平衡性，正确使用腰腹部力量，消减腰腹部多余的脂肪。

How To

- 挺直腰腹部站立，双腿分开约两肩宽，将瑜伽球放在两腿间隙中，双手平举，眼睛平视前方。

- 右脚向右侧外旋转90度角，左脚掌微微内收。感觉大腿将球稍微夹紧。吸气，身体向右侧倾斜，右手顺着倾斜的方向滑至右脚踝，同时左手向上伸直，手指指向天空。转动头部看向左手手指，并体会侧大腿将球微夹向上，腰部被牵拉的感觉。

- 保持动作30秒，恢复原位后休息片刻，换另一侧重复练习。

重复次数
2次

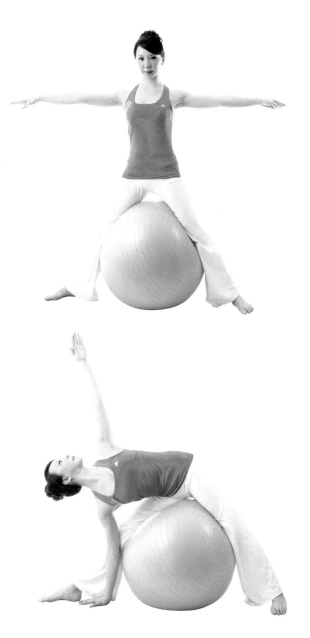

第7天: 巩固瘦身训练，燃脂不反弹

经过一周的"魔鬼"训练，体重减轻了不少。瑜伽中某些舒缓体式可巩固瘦身成果，而瑜伽呼吸和瑜伽冥想则能让人将更多精力放在身体的调养和恢复上，从而打造永不反弹的完美体形。

瑜 伽 体 式

· 瘦美小贴

纠正骨盆歪斜等不良姿态，减少腰腹部的赘肉，打造平坦的小腹和纤细的侧腰。

充分伸展脊柱，滋养脊柱神经，消除背部僵硬和酸痛等症状。

How To

- 左腿跪立于地面，右腿向右侧伸展，脚尖指向左方。

重复次数

2次

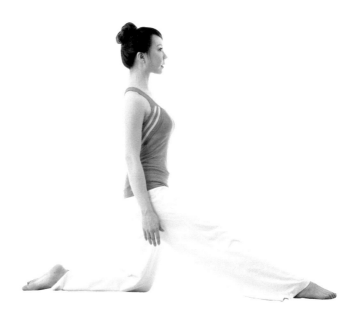

Point！

- 跪立时，骨盆在同一个平面内，不要前倾或后倒。
- 膝盖严重损伤的人不适合练习此体式。

- 吸气，两臂侧平举与肩齐高，掌心向下，上半身保持挺直。
- 呼气，上半身向右侧弯曲，左臂向上侧伸展，右手碰触右脚脚背；头部转向左侧，眼睛望向左手指尖的方向。保持姿势15秒。恢复站立姿势，休息片刻，换另一个方向重复练习。

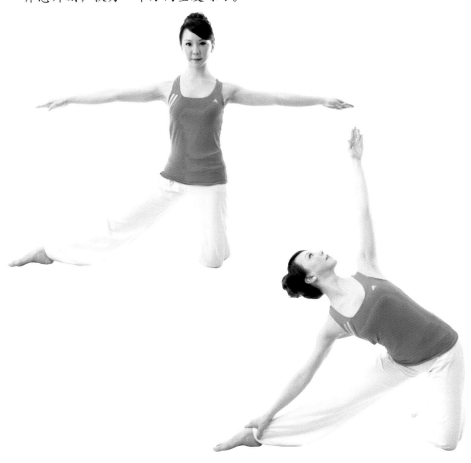

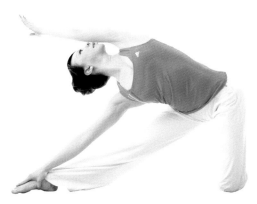

增加难度↑↑

::让左臂继续向脸颊靠近，肩膀不要耸起。

树式

·瘦美小贴

增加大、小腿的肌肉力量，伸展手臂肌肉，紧实手臂。
使全身各个部位的关节受到锻炼，促进关节部位的血液循环；平衡能力和专注度得到提高。

How To

- 站立，挺直腰背，双腿分开至两肩宽，脚尖微微向外转，眼睛平视正前方。

- 弯曲左膝，将左脚跟放在右大腿的根部，脚掌心朝内。将身体的重心放在右腿上，右脚站稳，维持身体的平衡。

重复次数
4次

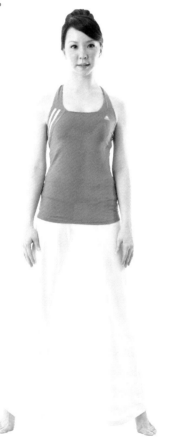
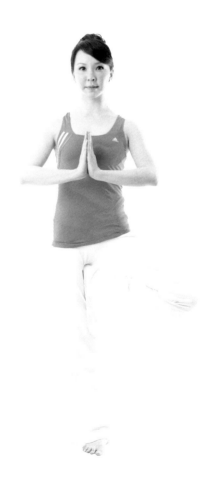

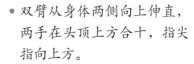
- 双臂从身体两侧向上伸直，两手在头顶上方合十，指尖指向上方。

- 双臂向后伸展，胸部向前扩张挺出，带动整个身体向上伸展，像一棵在生长的树一样。保持姿势30秒，回到站姿，换另一条腿重复动作。

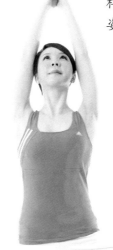

— Point！ —

- 整个过程要保持骨盆稳定，控制在正中的位置。要感觉伸直的腿像大树一般扎实地向地心深入，才能保持身体的平衡。

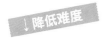

开始如果很难将左脚掌放在右大腿根部，可先降低难度，将左脚掌放在右小腿内侧，保持身体平衡，伸展脊柱。

敬礼式

·瘦美小贴

此体式将身体大幅度地"折叠"起来，使颈部、肩部、髋部
等部位得到放松，同时拉伸大腿内侧肌肉，修饰腿部线条。
缓解焦躁不安的情绪，使人恢复精力，提高自信心。

How To

- 站立，双脚分开略比肩宽。
  脚尖微微向外张开，双手在
  胸前合十。

- 调整呼吸，呼气时，慢慢向
  下蹲，上半身始终保持直
  立。手部姿势不变，手肘分
  别抵住两腿膝盖的内侧，将
  膝盖尽可能地撑开。吸气，
  向上抬头，眼睛望向前方，
  充分拉伸颈部。均匀呼吸，
  保持姿势15秒。

重复次数
3次

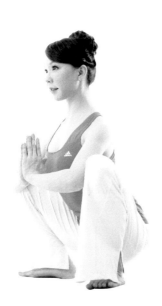

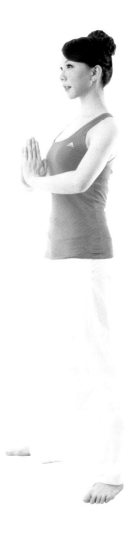

- 呼气，向下低头，双臂向后，双手交叉于脑后，下巴靠近前胸。

- 双臂向前伸直，将身体向前推，指尖触地。保持姿势10秒，放松全身。

Point!

- 若膝盖不适，不建议练习此体式。

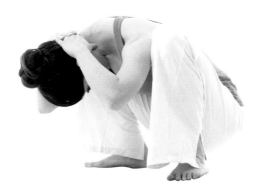

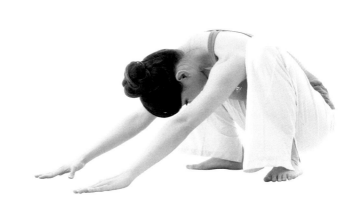

球上飞燕式

· 瘦美小贴

通过和瑜伽球的亲密接触，按摩和滋养腹部脏器，强化脏器功能，调养体质。

锻炼全身肌肉群，提高平衡性和协调性，塑造优美身姿。

How To

- 跪立在垫子上，将瑜伽球置于身体前方，调整呼吸。双手抱住瑜伽球，上身前倾。

- 双手从球面滑至球前方的垫面上，同时用腹部压住球面，双腿向后伸直。深呼吸，双手扶于球面。

重复次数

3次

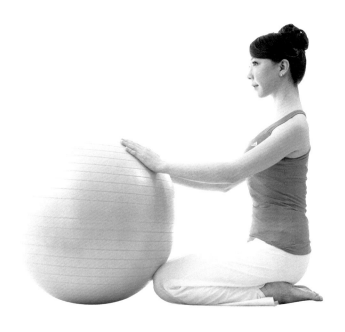

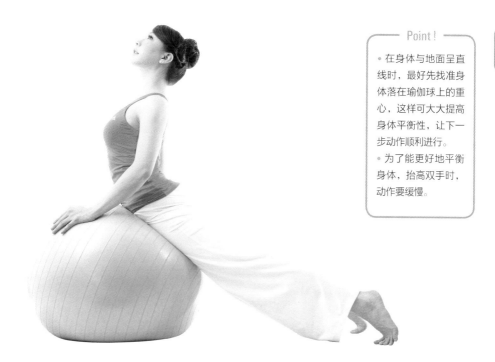

Point !

• 在身体与地面呈直线时，最好先找准身体落在瑜伽球上的重心，这样可大大提高身体平衡性，让下一步动作顺利进行。

• 为了能更好地平衡身体，抬高双手时，动作要缓慢。

增加难度↑↑

:: 吸气，保持上半身不动，头部稍微往上仰，双手向后方伸展，眼睛望向前上方。

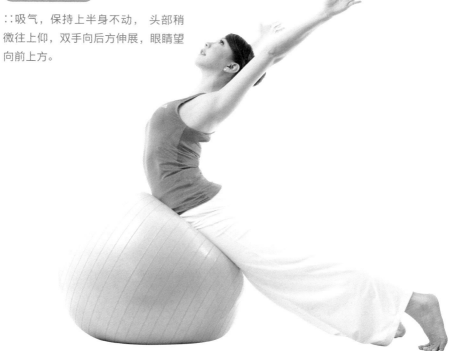

摊尸
放松式

· 瘦美小贴

放松身体的每个部位，是非常适合进行冥想习练的体式。
缓减失眠、焦虑、神经衰弱等症状，改善虚弱的体质。

How To

- 平躺，全身伸直，腿部微微分开，两臂放于身体的两侧，掌心朝上。轻
  轻闭上双眼，均匀地呼吸。
- 闭上双眼，2秒后睁开双眼，2秒后再闭上双眼，重复10次。
- 睁开双眼，眼珠依次转向上方、下方、正中、左侧、右侧、正中，再闭
  上双眼，重复10次。
- 闭上双眼，集中注意力，想象从脚趾、小腿、大腿、臀部、髋部、腰
  部、脊柱、手臂、手指、肩部、颈部、头部到面部的五官都在放松。
- 当全身都已放松，充满了舒适感时，轻轻转动头部和颈部，慢慢睁开
  眼，坐起来。

重复次数
1次

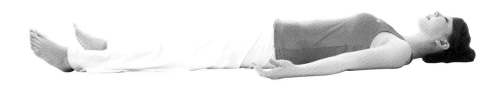

Point !

· 这个体式可以在所
有的习练结束后进
行，亦可以每天都进
行，它能够最大程度
地放松身心。

瑜 伽 体 式
腹式
呼吸法

·瘦美小贴

增加呼吸的深度，为身体补充能量，活化体内细胞，加快细胞代谢速度，消耗更多的热量。

平复心情，缓解焦躁不安的情绪，让人充满活力。

重复次数
10次

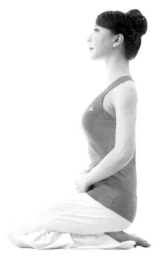

How To

- 跪坐，臀部坐在脚后跟上，双手放于腹部上，调整呼吸。

- 闭上双眼，专注地用鼻子将空气深深地吸入，进入肺的底部，感觉小腹正像气球一样向外鼓起。

- 呼气，小腹朝脊柱方向收紧，将肺内的浊气全部排出体外。

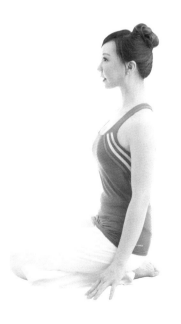

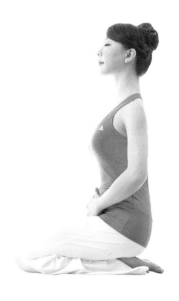

猫伸展式

· 瘦美小贴

放松背部，缓减因不良坐姿造成的肩背部酸胀疼痛。
挤压腹部，促进腹部的血液循环，增加各个部位的供血量，
使皮肤红润，有光泽。

How To

- 跪立，两腿分开与肩同宽，小腿及脚背贴地，双手十指分开，撑于地面，背部与地面平行。

- 深呼吸几次，吸气，腰部放松，使背部向下凹，向上抬高头部，胸部和臀部也相应抬高。

- 呼气，向上弓起背部，向下放低头部、胸部和臀部，眼睛望向自己的肚脐。保持姿势30秒。俯卧在地面，放松全身。

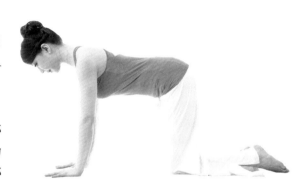

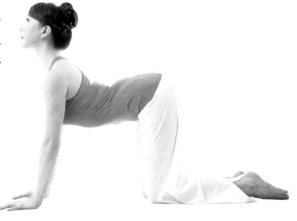

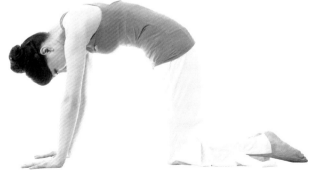

重复次数
3次

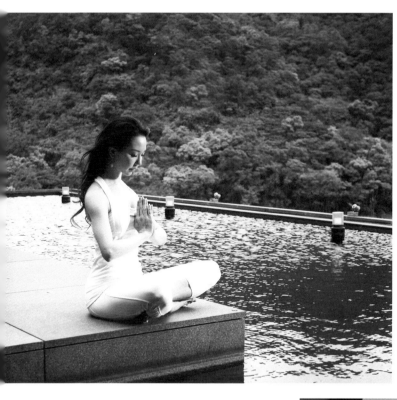

瑜伽感悟不单纯是一种体验，它包括
了"感受"和"领悟"两个方面，自
然也就包括了身体和心灵两个方面的
内容。

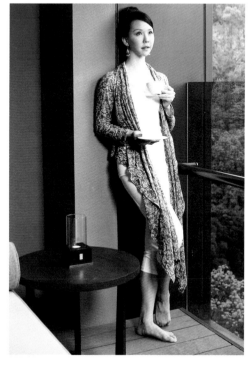

全莲花
掌心互推

·瘦美小贴

对紧实腰背肌肉起到一定的作用，同时美化胸部曲线，让双膝和双腿变得更有韧性。

有助于血液流向腹内器官，滋养腰椎和骶骨处的神经。

How To

- 坐在地面上，挺直腰背，双腿伸直并拢，保持均匀地呼吸。

- 弯曲左膝，左脚放到右大腿根部，左脚心向上。

重复次数
10次

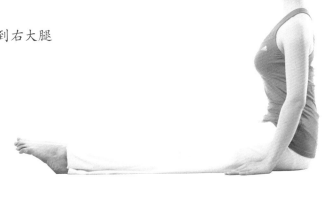

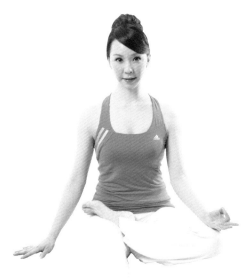

- 弯曲右膝，将右脚放在左大腿根部上，右脚心向上，双手自然地放在两腿膝盖处。
- 调整呼吸，双手在胸前合十，可微微用力，使胸部产生挤压感，眼睛平视前方。完成此动作后，将双腿松开，按摩双膝、脚踝和腿部，放松全身。

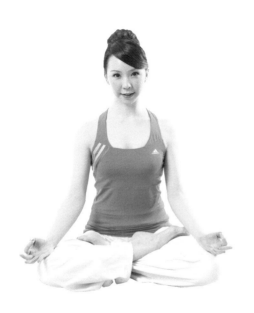

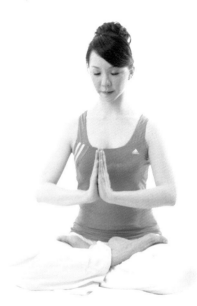

Point！
- 全莲花坐是比较难的坐姿，初学者可能比较难做到，要多练习，直到完成标准姿势。
- 练习时尽量将双膝贴在地面上，并且将重点放在呼吸的控制上，始终保持均匀而深沉的呼吸。

磨豆式

· 瘦美小贴

在转动腰部的过程中，使腰腹肌肉受到锻炼，同时减去多余的脂肪，塑造纤细腰身。

促进骨盆区域的血液循环，改善生理痛等月经失调症。

How To

- 坐姿，双脚并拢伸直，腰背挺直，双手自然垂放于身体的两侧，掌心向下。
- 吸气，双臂向前平举，双手在胸前交叉，紧握在一起。

重复次数
3次

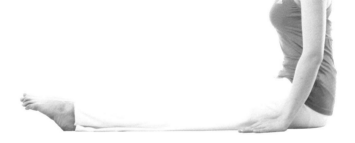

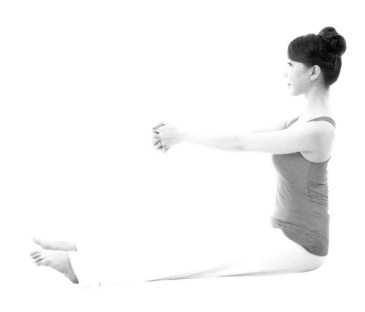

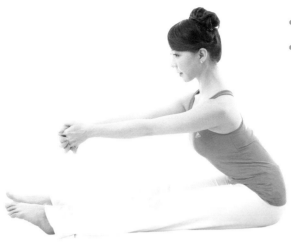

- 身体略微向前倾。
- 呼气，以髋骨为中心，双臂带动上半身按顺时针方向慢慢转动画圆，好像推磨一样。画3~5圈之后，身体回到正中，再逆时针重复动作。

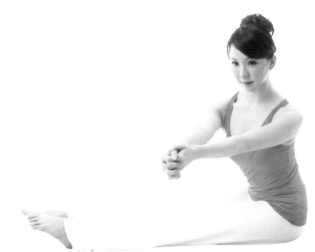

Point !

- 练习时腿部要紧贴地面，不要随身体晃动；腰背要挺直，感觉到腹部用力，同时应该保持均匀而缓慢的呼吸，和身体的运动节奏保持一致。

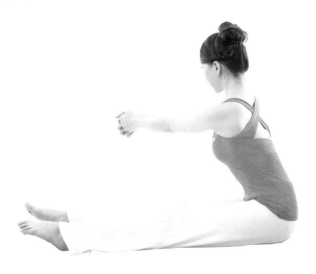

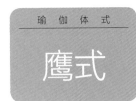

鹰式

·瘦美小贴

有助于消除手臂的赘肉，让双臂更加修长，同时紧实臀部和双腿的肌肉。

有效提高身体的平衡性以及肢体协调能力，让身姿更挺拔。

How To

- 站立，双腿并拢、伸直，双臂自然地垂放在身体的两侧，均匀地呼吸。

重复次数
3次

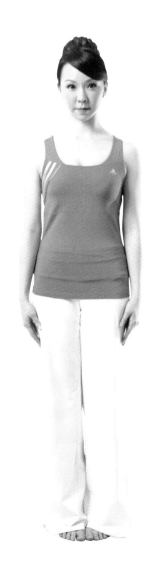

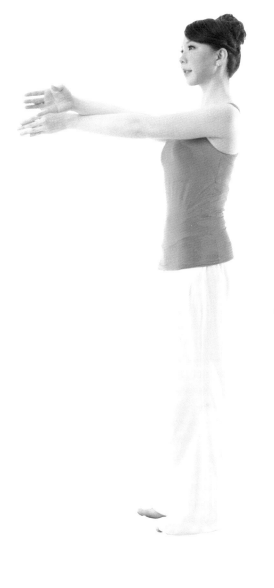

- 向前举起手臂，弯曲肘部，右手臂从上方压在左手臂上，肘关节重叠，双手掌心相对。

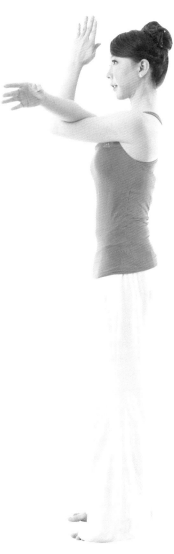

- 双手合十，弯曲双膝，抬起左腿，使左小腿跨过右膝，勾住右小腿后侧。身体的重心放在右脚掌心上，右脚脚趾牢牢地抓住地面。
- 吸气，挺直腰背慢慢地往下蹲，将上身向前倾，使腹部靠近大腿。保持姿势30秒。
- 将双手慢慢地打开。回到站姿，放松全身，换另一个方向重复动作。

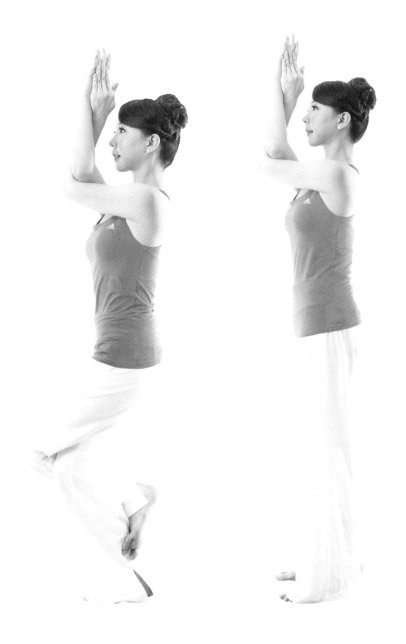

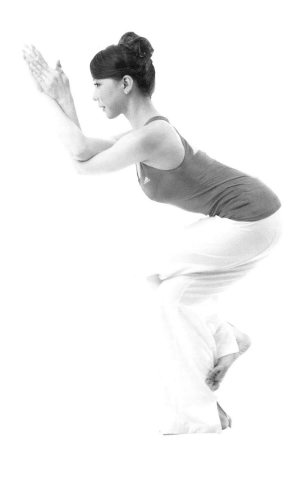

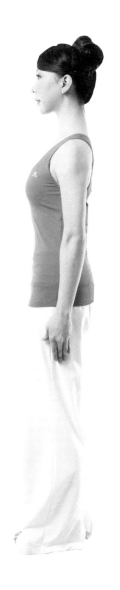

7天美容减肥套餐，让你美不胜收

瑜伽研习者认为，除了呼吸，饮食在瑜伽体系中也占有决定性地位。一个人吃的食物不仅影响自己的身体，也影响心灵和意识，所以瑜伽推崇多吃悦性食物，少吃变性食物，不吃惰性食物。对于瑜伽减肥而言，选择正确的食物，配合瑜伽体式练习，才能更好地达到减肥效果。日常饮食中，练习者必须注意以下几点：

1. 避免进食过于油腻、辛辣的食物，以温和素食为主，但不是完全杜绝肉类。

2. 进食不超过八分饱，过饱不但给消化系统造成压力，也是肥胖的主要原因。

3. 细嚼慢咽是长寿者的秘诀，瑜伽饮食建议咀嚼食物至少30次以上。

4. 保持愉悦的心情进食效果更佳，生气时暴饮暴食是最易长胖的。

5. 杜绝不良饮食习惯，少喝咖啡，远离烟酒，保证每天喝8杯水。

01 瘦身菜品

糖醋青椒

▧ 瑜伽食材

青椒400克；白糖、醋各50克，盐适量。

▧ 制作步骤

1 青椒去子洗净、拍扁，用专用保鲜膜包好，扎些小眼儿。

2 将青椒放入微波炉内，用高火加热约3分钟取出，去掉保鲜膜后码盘。

3 将醋、白糖、盐调匀后淋在青椒上即可。

五彩茭白

▧ 瑜伽食材

茭白2根；红椒、香葱、盐、橄榄油各适量。

▧ 制作步骤

1 将新鲜茭白去外皮，洗净切片；红甜椒去蒂、子，洗净切片；香葱切末。

2 锅内倒入橄榄油烧热，然后放入茭白、红甜椒一起爆炒，加入盐、葱末即可。

黄瓜炒木耳

▧ 瑜伽食材

黄瓜150克，木耳10克，红椒丝适量；味精、盐、香油、橄榄油各适量。

▧ 制作步骤

1 黄瓜洗净，削去皮、去瓜瓤，切成条。

2 将木耳用温水泡发，择去硬蒂，沥去水分，撕成小片。

3 将锅内倒橄榄油烧热，爆炒木耳片，加水煮至沸腾；然后倒入黄瓜条、红椒丝煮熟，加入盐、味精、香油即可。

清炒油菜

▧ 瑜伽食材

油菜100克；熟芝麻、盐、橄榄油各适量。

▧ 制作步骤

1 将油菜择好后放在水里浸泡，清除残留农药，约30分钟后沥干。

2 锅内倒橄榄油烧热，放入油菜爆炒，加入少量盐即可出锅。

3 将油菜摆盘，撒上熟芝麻即可。

清炒苦瓜

■ 瑜伽食材

苦瓜1/2条；蒜瓣、白糖、盐、味精、橄榄油各少许。

■ 制作步骤

1 将苦瓜对半剖开，去除瓜瓤和内膜，洗净，切成薄片；蒜瓣切成片。
2 苦瓜片放入沸水中焯一下，略去苦味，捞出沥干。
3 锅内倒入橄榄油烧热，先放入蒜片炝一下锅，然后倒入苦瓜片翻炒，待苦瓜微软后加入少许白糖、盐及味精即可。

02　消脂汤粥

冬瓜芥菜汤

■ 瑜伽食材

冬瓜250克，芥菜30克；姜、蒜瓣、盐、香油各少许。

■ 制作步骤

1 将冬瓜洗净切片；芥菜择好洗净；姜、蒜瓣切片备用。
2 锅内倒入清水，烧沸后，放入冬瓜片、姜片，待冬瓜八成熟时，放入洗好的芥菜，烧沸后转小火煮。
3 在煮好的汤中加入盐、蒜片、少许香油即可出锅。

菠菜汤

■ 瑜伽食材

新鲜菠菜200克；姜、盐各少许。

■ 制作步骤

1 锅内清水烧沸，放入洗净的菠菜焯一下；将姜洗净，切丝。
2 另起锅，烧水，水沸后放入菠菜和姜丝，煮沸后，加入少许盐调味即可。

绿豆薏仁粥

■ 瑜伽食材

绿豆100克，薏仁米50克；冰糖20克。

■ 制作步骤

1 将绿豆、薏仁米洗干净，分别浸泡1小时后一起放入锅中，加入适量清水。
2 大火烧开后改小火熬煮，直到绿豆、薏仁米全部烂熟，再加入冰糖煮化即可。

03　纤体主食

印度香米饭

■ 瑜伽食材

香米300克，青甜椒1个，番茄1/2个，茄子少许，胡萝卜1/2根，菜花少许，奶油两大勺，丁香、豆蔻、肉桂各少许。

■ 制作步骤

1 将香米淘洗干净，放入蒸锅中蒸熟；青甜椒去蒂、子，洗净切丁；番茄、茄子、胡萝卜、菜花分别洗净，切丁。
2 在锅中倒入奶油，加入丁香、豆蔻、肉桂搅拌3分钟后，再加入番茄丁、青甜椒丁、茄子丁、胡萝卜丁、菜花丁一起煮熟。
3 将制成的酱料倒在蒸熟的米饭上，搅拌均匀，再焖10分钟即可。

番茄山楂粥

■ 瑜伽食材

番茄150克，大米50克，山楂干5克；冰糖20克。

■ 制作步骤

1 将番茄放入沸水锅中烫两分钟，取出剥去皮，将果肉剁碎；大米淘洗干净；山楂干装入调料包中。
2 将大米、山楂干包放入砂锅中，加入清水，用大火烧沸，转为小火熬煮，变稠时，加入番茄、冰糖，再熬10分钟即可。

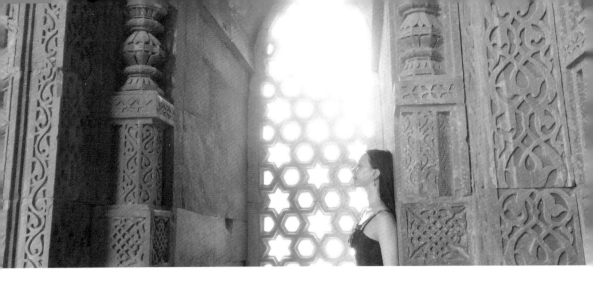

完美瑜伽

唐幼馨
7天美容燃脂塑形瑜伽

封面设计	韩木华
版式设计	韩少杰
特别鸣谢	北投丽禧温泉酒店

麗禧酒店 北投BEITOU
GRAND VIEW RESORT

摄 像 师	张洛君
摄 影 师	徐钦敏
图片提供	北京全景视觉网络科技有限公司
	上海富昱特图像技术有限公司